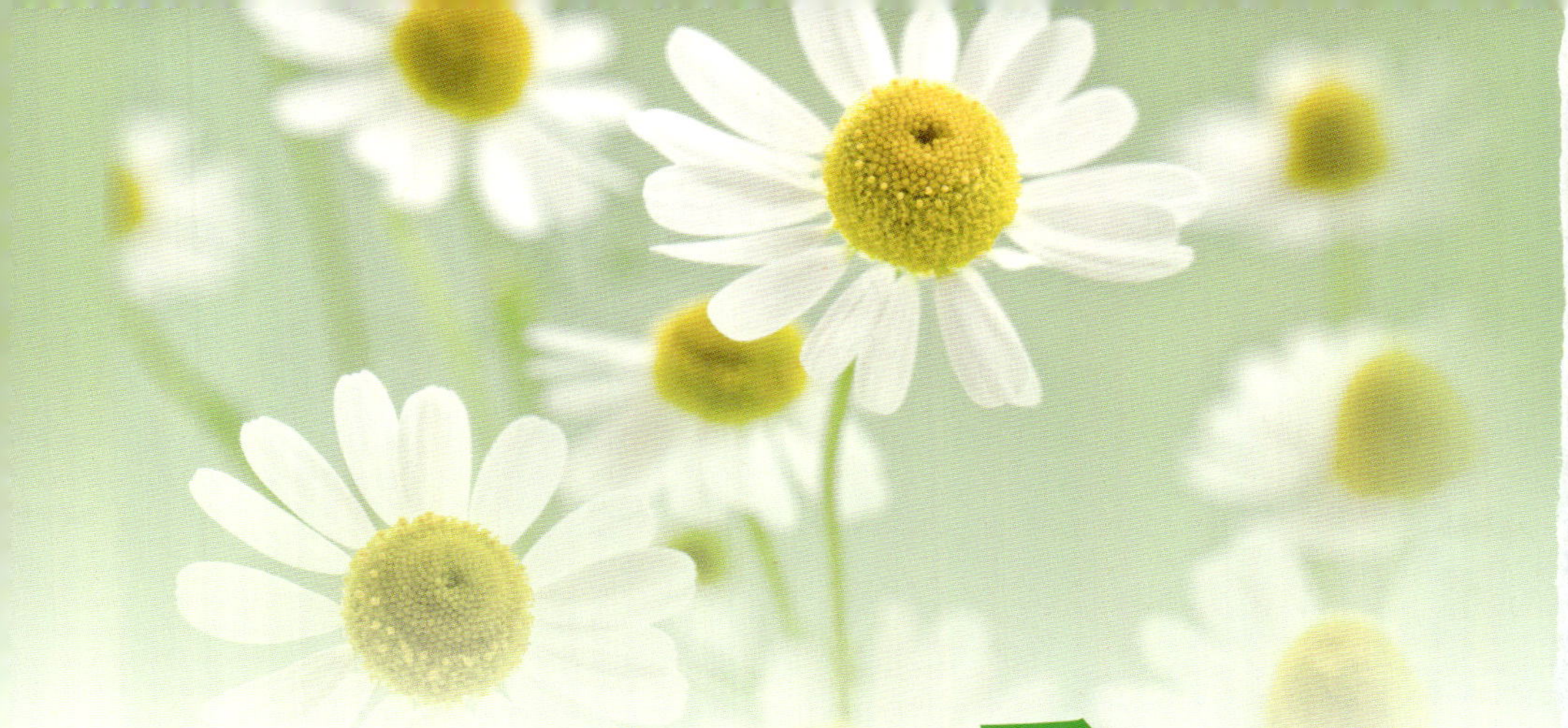

こころのケア

Ⅱ

医療法人社団 社会福祉法人 誠和会 編

海鳥社

はじめに

約10年前、私どもの法人は、日々の臨床の場で緩和ケアの重要性を痛感し、病棟の開設を思い立ちました。その準備の一環として、緩和ケアについてのアンケートを行い、各地のいろいろな施設を視察させていただきました。しかし、視察させていただいた各施設での緩和ケアのレベルの高さに圧倒され、果たして自分たちで運営できるかとの自問自答から、時期尚早と結論。緩和ケア病棟の開設を断念し、一般病棟の病室で緩和ケアを行うことにしました。

その折のアンケート結果や視察記録を中心に『こころのケア――ホスピスレポート』という本を２００９年に上梓しました。幸い、多くの方々の目に留まり、ご意見や助言をいただいたことに感謝しております。

一度は諦めた病棟開設ですが、看取りのためには一般病棟ではなく緩和ケア病棟で専門的な治療を行いたいという職員の強い希求から、今度は本当に緩和ケア病棟を開設することにしました。４年前のことです。そして２０１７（平成29）年10月、新病棟が竣工、緩和ケア病棟を開設することができました。

ようやく一歩を踏み出した私どもですが、今後、心のこもった、身の丈に合った、できる限り患者さんに寄り添って患者さんの希望を受容する、私たち流の緩和ケアを行っていきたいと考えております。

この本は病棟開設までの経過、そして緩和ケアへの私たちの考え方、思いを綴っております。ご高覧いただき、ご意見を賜れば幸甚です。

２０１８年4月1日

医療法人社団
社会福祉法人　誠和会ホスピス検討委員会

こころのケアII　もくじ

私たちの緩和ケア

今を自分らしく生きる

緩和ケア病棟専従医
副院長
永井 哲

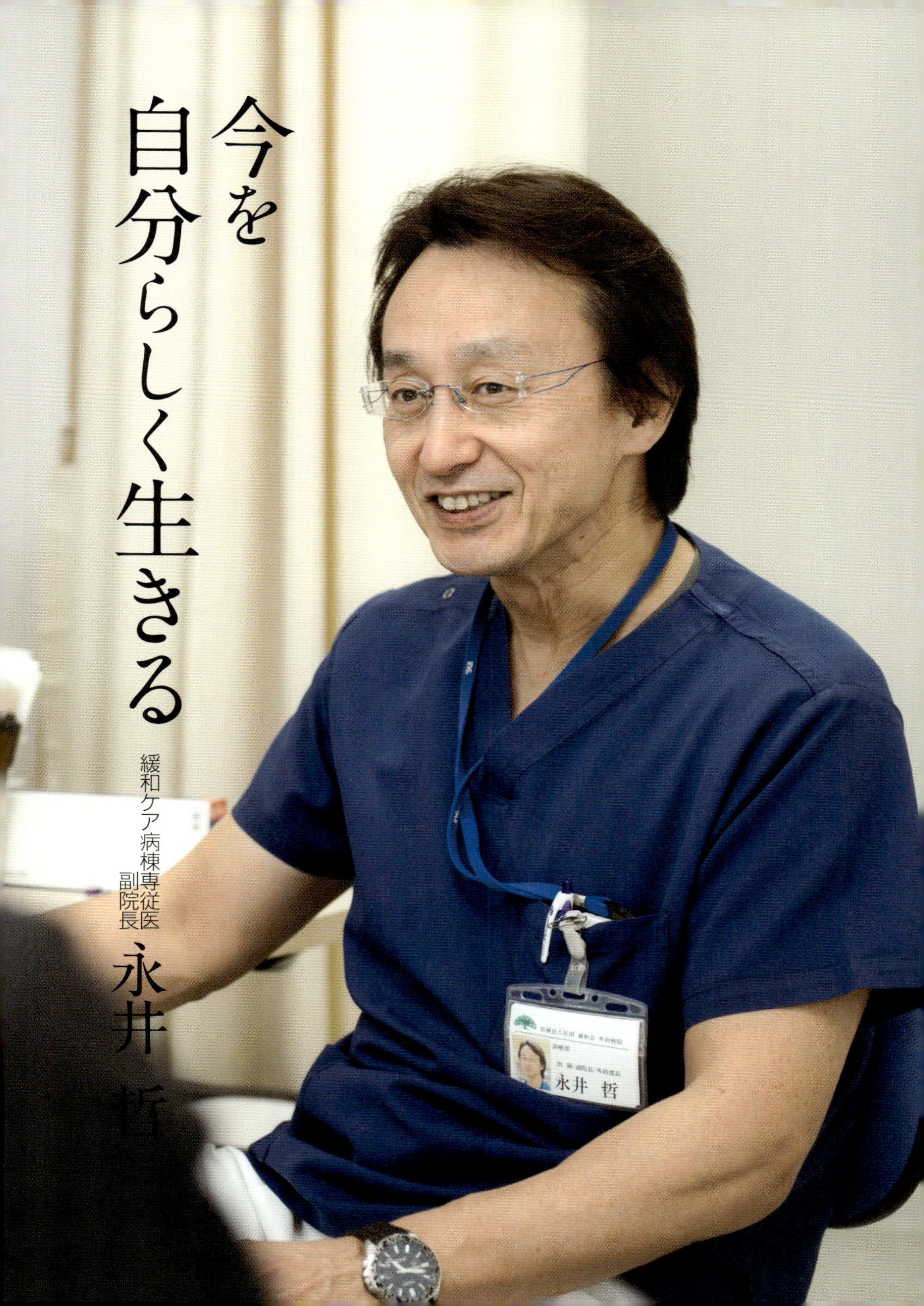

緩和ケアの診療方針

２０１７年10月２日の新病院運営開始に合わせて新しく緩和ケア病棟を開設しました。近隣の城南区、西区にはすでに緩和ケア病棟がありますが、早良区では初となります。地域住民からの要望も強く、緩和ケア病棟開設が地域医療の充実を目指す当院の課題でした。

最上階（６階）が緩和ケア病棟となり全室が個室（20室）です。ナースステーションを病室が取り囲むように設計されているので、当院を中心に３６０度の景色が病室やラウンジの窓から見ることが出来ます。北は福岡タワーや能古島、西は早良区、西区の住宅街、東は福岡大学や城南区の住宅街、そして南は遠くに脊振の山々が見え、どの方面を見てもとても心が落ち着く静かな環境となっています。

＊

緩和ケア病棟は１９７５年にカナダのマウント医師によりモントリオールのロイヤルビクトリア病院に設立されたPalliative Care Unitが最初です。マウント医師がこのとき初めて「ホスピスケア」ということばに代えて「緩和ケア」ということばを使いました。「ホスピス」ということばに「最後の場所」「死を待つ場所」といっ

■図１　緩和ケアの枠組み

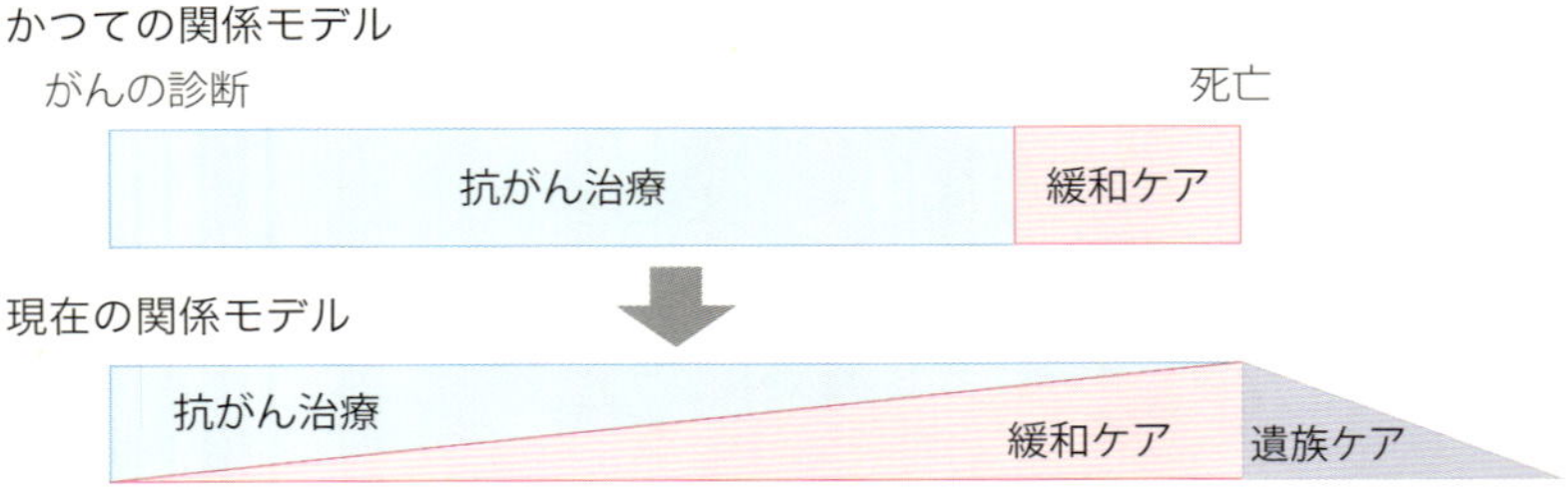

た、あまり良いイメージが無かったこと、病院の中のひとつの病棟として作ったことがその理由とされています。これ以降、カナダをはじめ多くの国々では「ホスピス」「ホスピスケア」ということばに代わって、「緩和ケア病棟」「緩和ケア」ということばが使われるようになりました。実際には同義語として理解されています。

緩和ケアの定義は、「緩和ケアは生命を脅かす疾患に伴う問題に直面する患者さんと家族に対し、疼痛や身体的、心理社会的、スピリチュアルな問題を早期から正確にアセスメントし、解決することにより、苦痛の予防と軽減を図り、生活の質（QOL）を向上させるためのアプローチである」（WHO、2002）と記されています。緩和ケアは患者さんだけでなくその家族もケアの対象となります。日本では2008年にがん対策基本法が成立し、2012年の改定では緩和ケアは診断されたときから行うべきであるとされています。終末期に限定したケアではなく、がんの診断、治療の全ての時期に必要なケアと強調されています。緩和ケアの枠組みを図1に示します。

緩和ケアは末期がんの患者さんだけでなく、がんの進行や再発によって生じる全人的苦痛を有する患者さんも対象となります（図2参照）。さらに最近ではその対象を、神経難病、慢性疾患、認知症にまで広げつつあります。

緩和ケア病棟はこの全人的苦痛を緩和するための専門的な病棟です。医師、看護師、薬剤師、管理栄養士、理学療法士、作業療法士、医療社会福祉士がチームを組

■図2

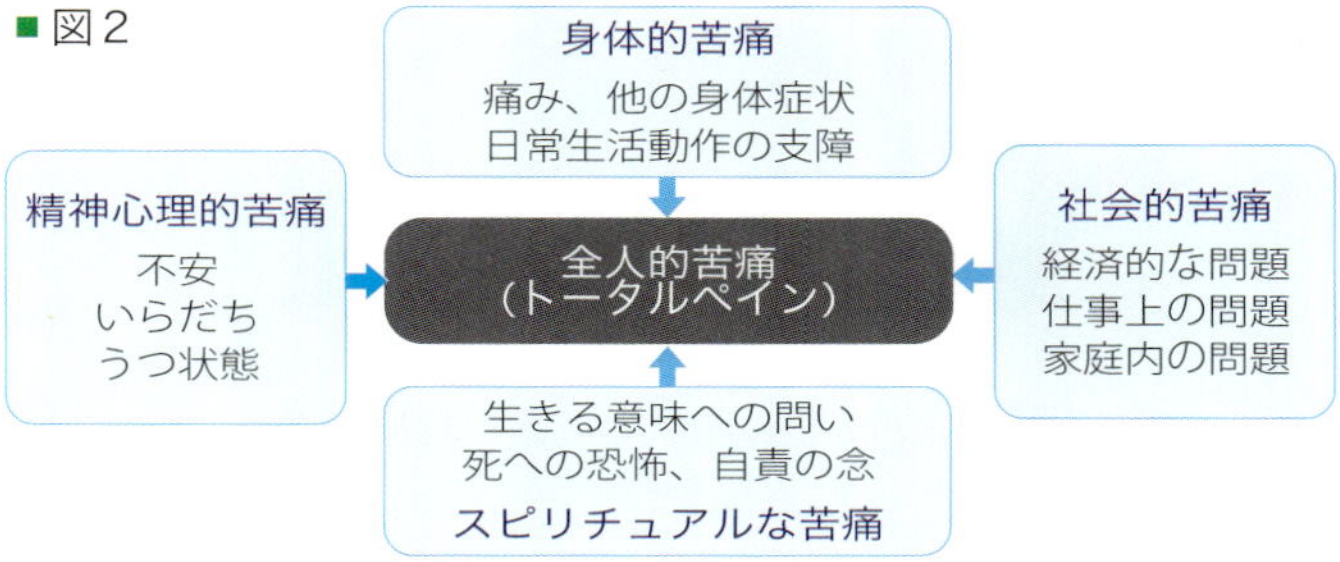

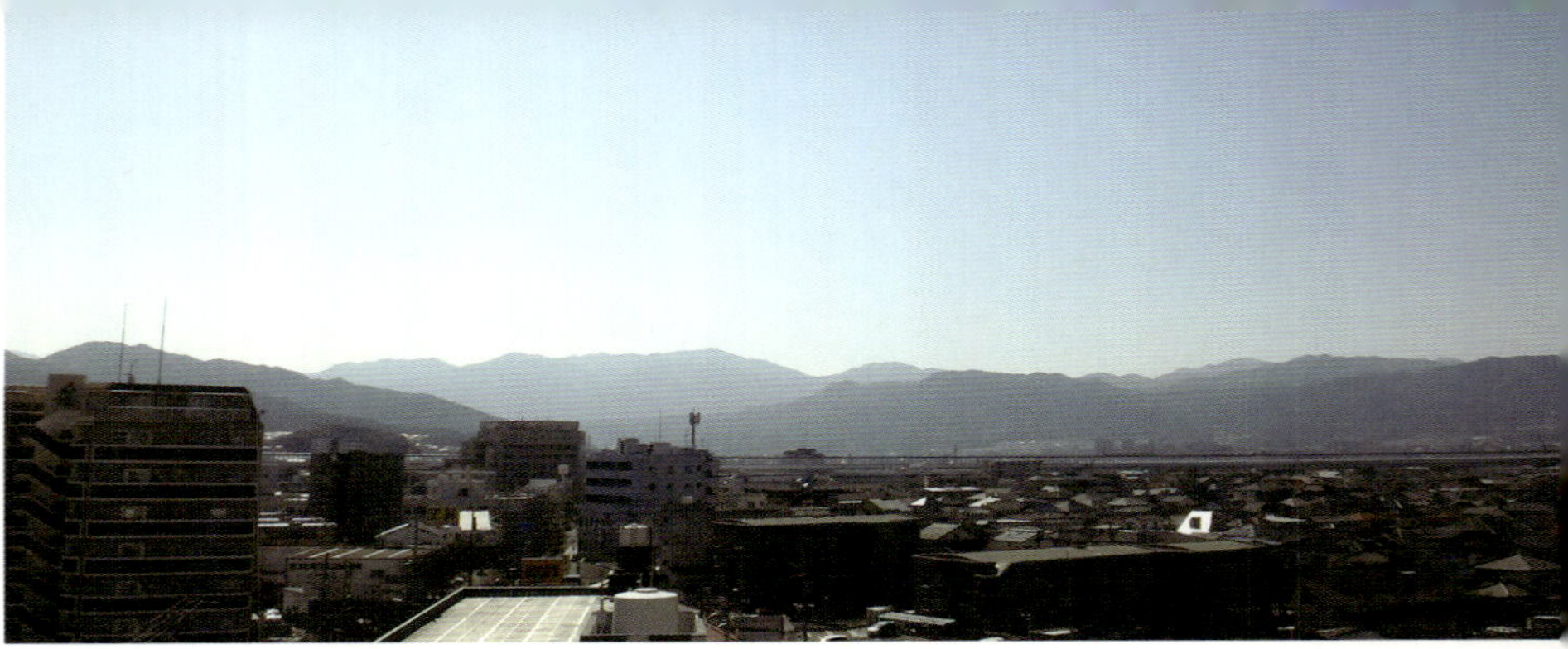

み、患者さん、ご家族を支援します。全人的苦痛が和らぐことによって、自宅で過ごしたいという気持ちになれば退院も可能です。外来や在宅への円滑な移行も支援します。患者さんの残された時間を最後までその人らしく、尊厳を持って、有意義に過ごすことができるように、スタッフ一同、全力で支援します。患者さんとご家族の大切な時間をできるだけ快適に過ごしていただけるようにお手伝いいたします。苦痛症状を緩和することによって、「今を自分らしく生きること」が可能となるのです。

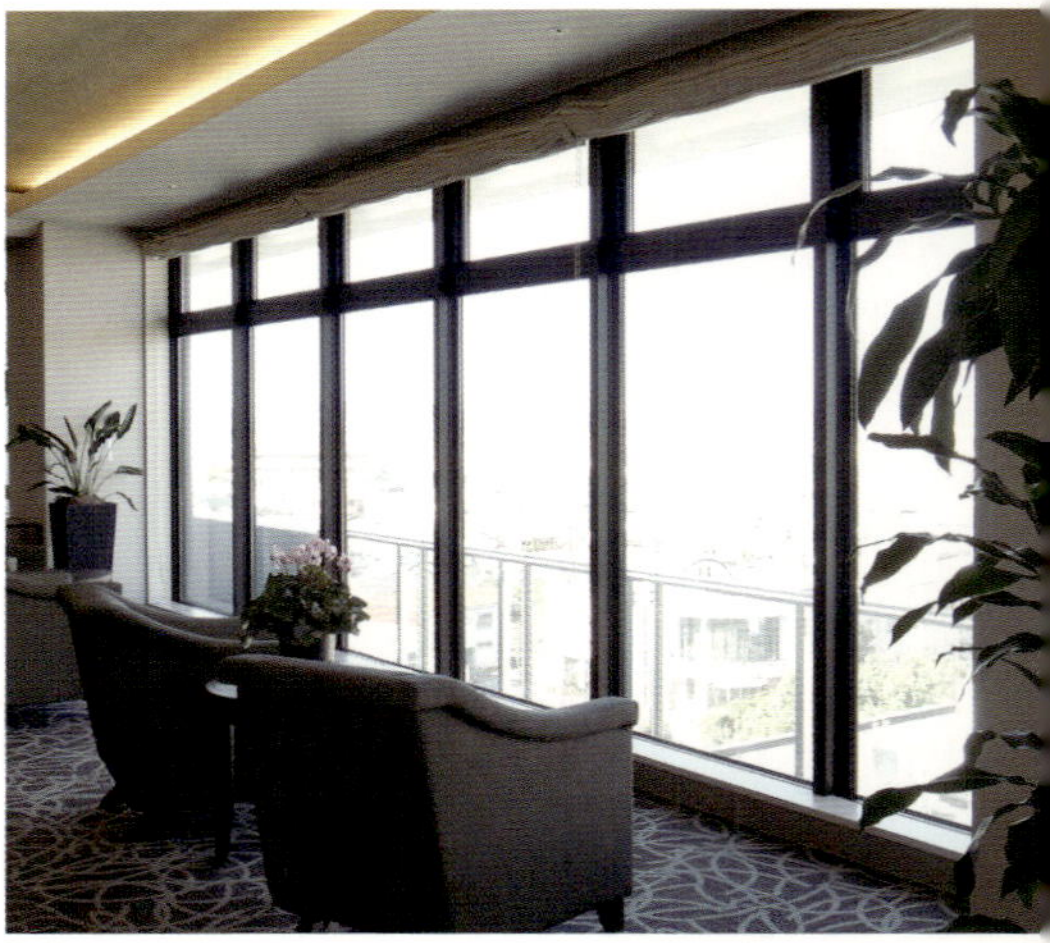

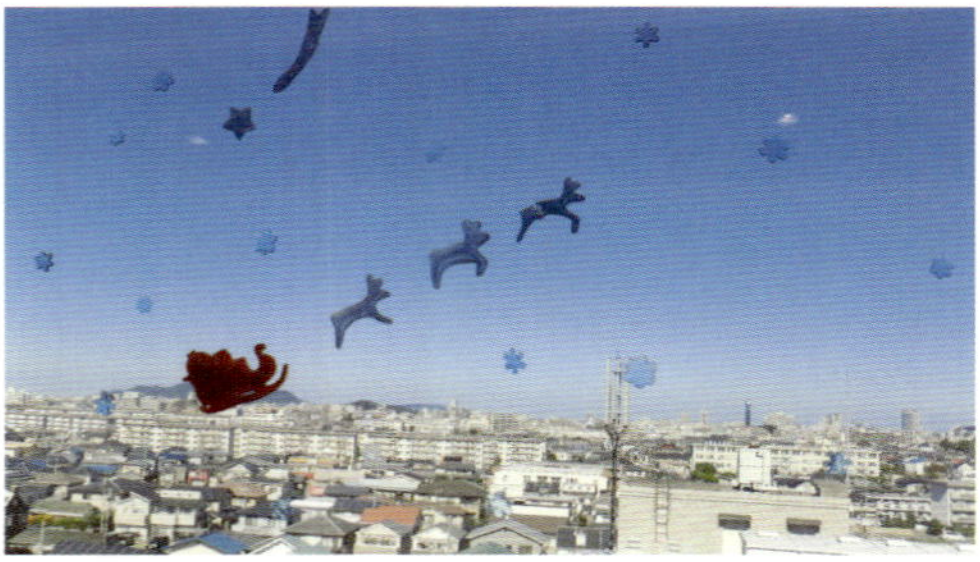

緩和ケアの看護方針

［緩和ケア病棟理念］

患者さんとご家族が「その人らしく」穏やかな毎日を過ごすために、からだやこころのつらさを和らげることを目指します。

［基本方針］

1　患者さんの生活を脅かす不快な症状や苦痛を緩和します。
2　患者さんやご家族が抱えるさまざまな問題に対して、専門職チームが協働して関わります。
3　患者さんやご家族の心に寄り添い、意思決定を支えます。
4　「その人らしさ」を大切にし、心のこもったケアを提供します。
5　患者さんとご家族が住み慣れた地域（家）で安心して暮らせるように支援します。

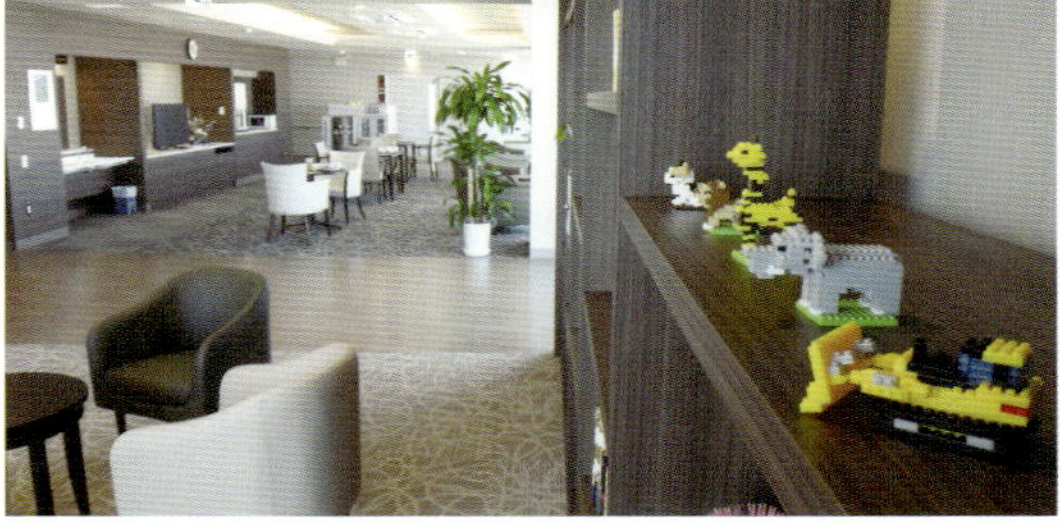

右に掲げた理念・基本方針をもとに、２０１７年10月より、いよいよ専門的な緩和ケアの実践がスタートいたしました。

私たち看護師は患者さんのからだとこころの苦痛をできる限り取り除き、穏やかに過ごしていただけることを目指しています。そのために多職種で協力しながら患者さんに必要な身の回りのお世話や、痛みを中心に今後出現するであろう、さまざまな症状を予測・観察し、取り除くことが求められます。

４カ月経過しましたが、これまでに約50名近い患者さんが入院され、半数以上の方と最期の時間を共に過ごしました。出会いから1か月を待たずにお別れを迎える患者さんもいらっしゃいます。

人生最期の時期は痛みやからだの重だるさなどの症状だけでなく、これまで自己で可能だった日常生活動作も難しくなるとともに、できなくなっていく喪失感や無力感などのこころのつらさも増していく時期です。私たちはその苦しみを理解し、少しでも和らげながら患者さんとご家族の最期の希望を支えるという大変難しい使命があります。ほとんどのスタッフが緩和ケアの経験も浅いため、患者さんやご家族にとっての最善のケアについて、看護師だけでなく医師やリハビリスタッフと話し合い、時にご家族にご相談・ご協力をいただきながら提供させていただいています。

これまでに、患者さんの大好きなお寿司を囲んでのミニパーティーやピアニスト

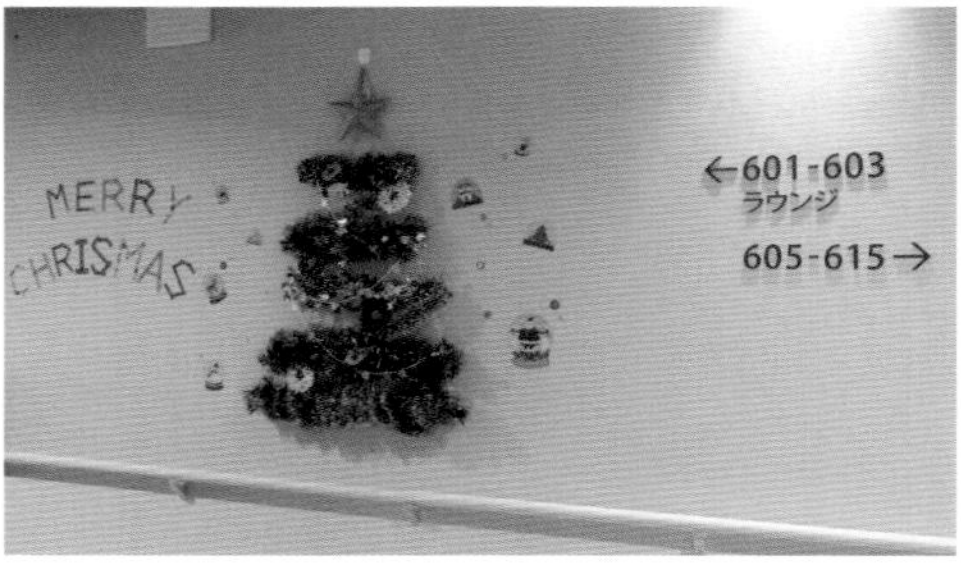

によるミニコンサート、クリスマスのお部屋の飾り付け、結婚記念日や誕生日のお祝いなどの催しを提供することができました。患者さんとご家族が共に笑顔で過ごしていただいた時間は、援助する私たちにとってもかけがえのない経験につながっています。

「自宅に帰りたい」という希望に対する外出や外泊支援などご家族のご協力があったからこそできたケアもあります。あらためて家族の持つ力、素晴らしさを実感するとともに、ケアを提供する上で患者さんとご家族は同じチームの一員なのだと再確認することができました。

時に患者さんの苦痛緩和に難渋し、患者さんの望むケアができたのか悩み苦しむこともありますが、そんな時こそチームで話し合う機会を持ち、患者さんご家族の意思、思いに添ったケアというゴールを見失わないように心がけています。これまでにご縁あって出会うことができた患者さん、ご家族からいただいた感謝のお言葉や笑顔に幾度も励まされ、そして癒していただきました。

患者さん、ご家族の優しさや思いやりに驕ることなく、これからも患者さんお一人お一人の思いに真摯に向き合い、「死を待つ」場所ではなく、「最期まで生きる」＝生活を支え、患者さんにとって心地よい時間を過ごす場所として、お手伝いさせていただきたいと思っております。

これまで研修や施設見学でお世話になった他院の緩和ケア病棟にはまだまだ及び

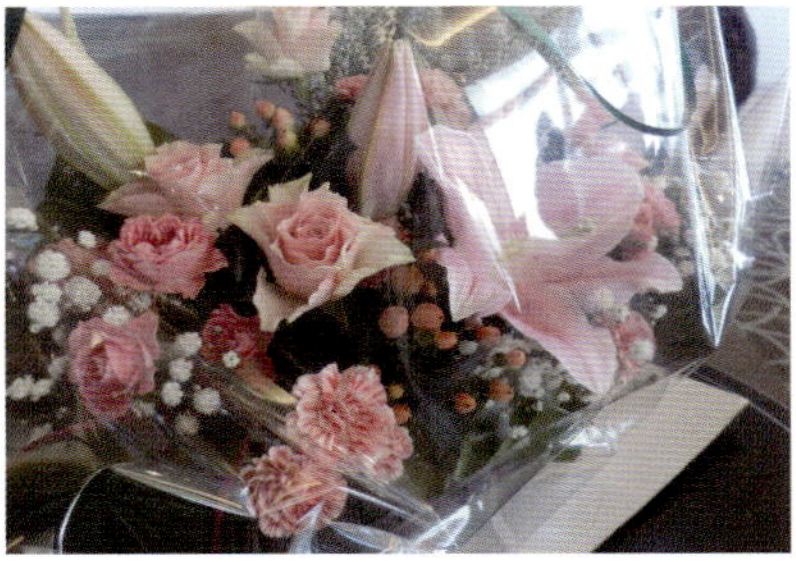

ませんが、地域の方々のニーズにお応えできるよう、そして患者さん、ご家族に「緩和ケア病棟に来てよかった」と思っていただけるよう、さらなる努力を重ねてまいります。

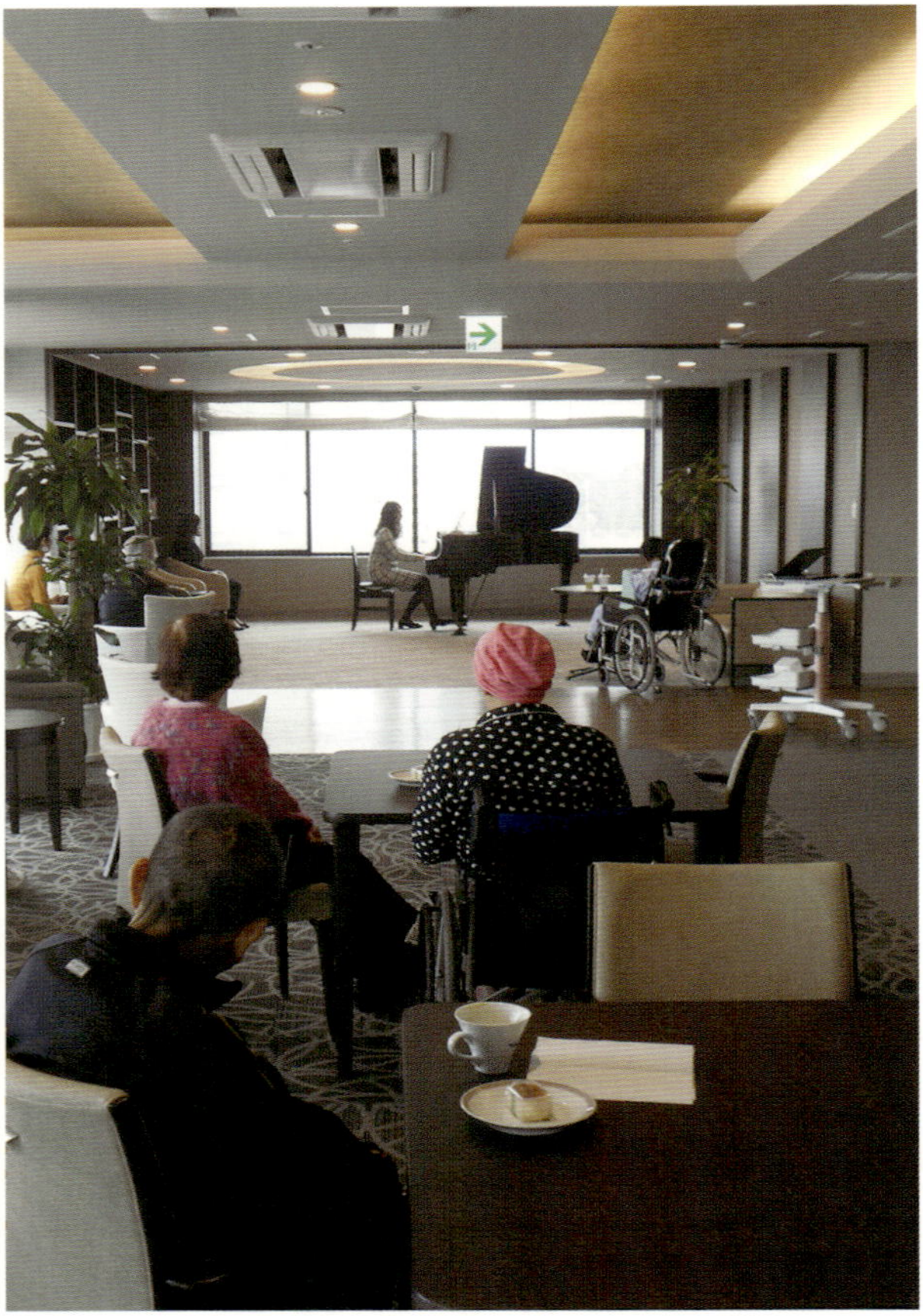

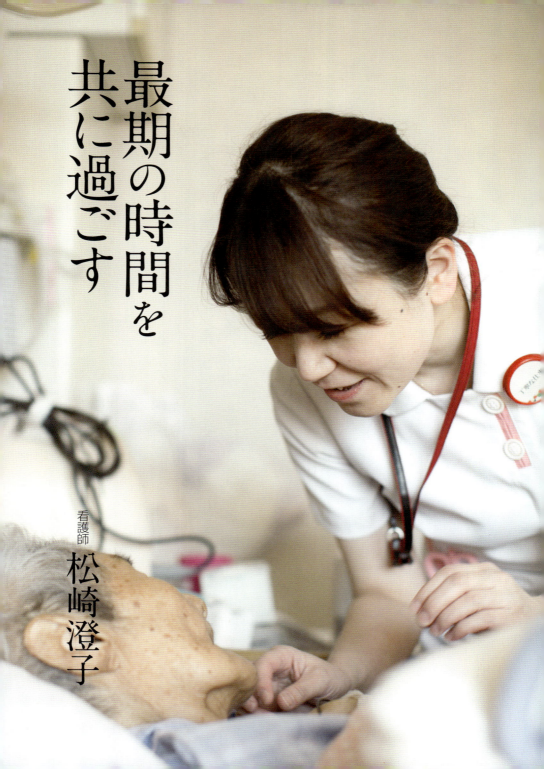

最期の時間を共に過ごす

看護師
松崎澄子

なぜ緩和ケアか

「どうして緩和ケアをしたいのですか?」と、過去にも問われたし、今でも問われることがある。

どうしてかと改めて振り返ると、いつからかは不明だが、この牟田病院で出会い、看取りを経験した多くの患者さんやご家族に実践した自身の看護に満足したことが一度もないからなのかもしれない。時に逃げ出したくなるほどのつらい場面に遭遇することも多く、以前の私はできることなら看取りに立ち会いたくないという気持ちの方が強かった。

特にがん終末期は、身体的な痛みもさることながら、痛み以外にも倦怠感や呼吸困難など耐え難い苦痛を併発することで精神的なつらさも増し、その矛先が医療者の中でも最も身近な看護師に向くことが多い。不安や恐怖と隣り合わせの患者さんの心理に向き合うことは簡単なことではなく、自分自身の無力さを自覚してしまう。

「患者さんの訴えに対応できるのか、患者さんにどんな言葉をかけたらいいのか……」。そんな不安な思いで病室のドアをノックする時は、何とも言い難い緊張感さえ感じてしまう。

集学的がん治療　手術療法・化学療法・放射線療法を組み合わせた治療。

当院は抗がん治療を専門的に行う病院ではないが、逆に治療が困難と診断された多くのがん患者さんの苦しみに触れたからこそ、緩和ケアを知り、その大切さに気づくことができた。

人の最期の時間を共に過ごすことは看護師に与えられた特権であり、患者さんの最期の姿やそれを見守るご家族の姿は私たち看護師の行ったケアを映し出す鏡である。患者さんを「病を持った人」としてではなく、「一人の人間」として最期までどう生きるかを、患者さん・ご家族と共に考え支援することができるようになりたい、そのために専門的に緩和ケアを学びたいという思いを持ったのが今から10年ほど前である。それからのがん看護や緩和ケア学習のあゆみとともに私が経験した看護を振り返りたい。

研修「がん看護の専門性を学ぶ」

（研修概要は下記）

米国におけるがん看護の専門性を学ぶ目的で参加した。最新のがん治療や看護はもちろんだが、緩和ケアの専門性について、さらに関心を深めることのできた研修だった。

平均在院日数6日間という急性期がん専門病院だけあって、集学的がん治療*終了

■研修概要

日　　程	2010年10月10日（日）～10月17日（日）
研修先	米国／ニューヨーク　メモリアル・スローン・ケタリング・がんセンター（MSKCC）
施設概要	職員総数：約１万人、病床数：434床　平均在院日数：6.2日 入院患者数：約２万2000人／年間　外来患者数46万6000人／年間 ＊すべてががん疾患のみで、世界中より受診・入院治療を受け入れている

後、直ちに外来治療に移行するという。とにかく展開が速いという印象を受けた。特に化学療法は別地区にインフュージョンセンター*を設置し、在宅緩和医療と併用して行われていた。近年は日本も地域包括ケアシステムに代表されるように早期からの在宅医療への移行が推進されているが、高額な医療費問題や個人主義文化の米国では入院治療より在宅医療の選択が多いのも理解できた。

見学したインフュージョンセンターには「ナラティブツリー」なる、多くの患者さんがこれまでのがん体験を記した手紙がオブジェのように吊るされていた。がん治療は患者さんに全人的苦痛をもたらすと言われているが、がんサバイバー*の方に対する「ナラティブケア」に代表されるように、患者さんが大切にしてきたこと、つらい治療や不安な日々を乗り越えてきた経験の振り返り（物語）は心理・社会・スピリチュアルペインの緩和に有用であり、医療者が患者さんの思いに寄り添うことがいかに大切かを教えていただいた。

「ホスピスケア」はイギリスで誕生した言葉だが、「緩和ケア」の概念はカナダに始まり米国で普及した。周術期*前後の身体的苦痛の緩和を目的にチームが誕生したことがＭＳＫＣＣでの緩和ケアの始まりと聞いたが、やはりがん治療のどの時期でも緩和ケアは必要であると実感した。またＮＰ*やＣＮＳ*といったスペシャリストとして役割を発揮する看護師の姿を見て、がん領域専門分野に特化した看護師がいることは患者さんやご家族だけでなく、病院にとっても重要な人的資源になることを

■研修スケジュールと内容

10月11日	MSKCCにおける看護について、専門看護師（NP/CNSなど）の役割、肺がん・骨髄抑制の治療・看護の動向、オストミー（人工肛門・人工膀胱）と創傷ケア、統合医療について
10月12日	痛みと緩和ケア、患者指導・教育、禁煙指導、病院内視察
10月13日	放射線療法の動向、患者の安全について、スピリチュアルケア、サバイバーシップと倫理、全体討議
10月14日	外来化学療法（インフュジョンセンター見学と最新動向の解説）、まとめ

痛感した。

同行指導してくださった日本におけるホスピスケアの第一人者である石垣靖子先生*の心温まるお話や雰囲気に癒されたこと、化学療法看護や緩和ケアの認定看護師資格を持つ多くの受講生と意見交換したこと、この二つが私が「緩和ケアをもっと勉強したい」と心動かされた要因である。

研修「がん看護に関わる看護師育成研修」

（研修概要は次頁下段）

初めての緩和ケア病棟体験

2007年がん対策基本法成立後、がん患者さんがどの医療機関でも質の高い医療を受けられるように、がん医療の均霑化《きんてんか》*を目標とするがん対策推進基本計画が、翌年施行された。がん対策推進基本計画の重点課題に基づき、福岡県と県指定のがん診療連携拠点病院が主催する研修が「がん看護に関わる看護師育成研修」である。当時の教育担当師長の後押しもあり、無理を承知で願書を提出した。私はそれまでにも緩和ケア研修の受講経験はあったが、系統的にプログラム化された長期にわたる研修参加は初めてだった。

合格通知を受け取った時には、うれしさより複雑な気持ちだった。抗がん治療期

インフュージョンセンター　主に抗がん剤治療を行う外来のみのクリニック。

がんサバイバー　一度でもがんと診断されたことのある方のこと。

周術期　手術前、手術中、手術後の一連の期間。

NP　ナース・プラクティショナー（Nurse Practitioner）。一定レベルの診断や治療などを行うことが許されており、臨床医と看護師の中間職と位置づけられる。現日本における特定看護師と同等。

CNS　専門看護師（Certified Nurse Specialist）。特定の領域において幅広いケアをマネジメントしていく。

石垣靖子先生　現・北海道医療大学客員教授。

の看護の経験も少なく、研修の全過程を無事に修了できるのかという不安と、受講生のほとんどが福岡県内のがん診療連携拠点病院や抗がん治療を専門に行う医療機関から来るということもあり、気後れしたのも事実である。

しかし、がん治療の最先端を担うがんセンターの先生方の講義に始まり、県内から参加した受講生とのグループワークやディスカッションは、これまでの私自身の看護が、いかに根拠が不明瞭で未熟なものだったか気づかせてくれるきっかけになり、現場を離れて自己の弱さを見つめなおすきっかけになった。

病棟実習では呼吸器病棟に配属され、肺がん、腸骨転移の女性の患者さんを受け持たせていただいた。

治療は疼痛コントロールが中心でオピオイド*の内服投与、また腸骨転移部位に放射線による緩和照射を受けていた。80代と高齢でもあり、軽度の認知力低下も認めていたが、訪室するたびに満面の笑顔で迎えてくれ、私にこれまでのがん治療の経過や、数年前に肝臓がんで亡くした夫の話を聞かせてくれた。「がんは憎い！　大切な人を奪ったし、今私を苦しめているんだもの。早くあの人のところに行きたい……。そればかり考える」

話の最後はいつも同じフレーズで終わり、そのたびに私はどう患者さんに寄り添えばよいのか、患者さんの気持ちが前向きになるためにはどう関わるべきなのかと、無理に答えを導きだそうとしていた。

■ 研修概要

期　間	2011年６月～11月（期間中で合計40日間）
研修場所	九州がんセンターでのがん診療連携拠点病院での講義・一般病棟実習 訪問看護ステーション「はな」実習５日間 栄光病院ホスピス緩和ケアに関する合同講義５日間 緩和ケア病棟「那珂川病院」実習５日間

そんな時に病棟師長が、患者さんのいつものフレーズ、本音を聞いているのは私だけということを教えてくれた。師長から患者さんの本心を聞くことができるのは目の前の患者さんに対して深い関心を寄せているからと、「側にいること」の意義について考える機会を与えられた。

緩和ケアナースの代表的な入門書では、「側にいること」は痛みの閾値《いきち》をあげるケアの一つとされている。側にいることが患者さんへ安らぎや安心感を提供していること、つらさに理解を示すことは関心を寄せられていると患者さん自身が感じ取ることができると記している。

また「側にいること」はほかの介入方法を取り込み、ケアリング*の下位概念であると捉えている。多忙な臨床現場では時間的な限界や目に見える処置を優先しがちだ。その現状に慣れてしまい、意図的に、そして意識して患者さんの側にいることの大切さを思い出させてもくれた。

それからは10クールの緩和照射の終了を目標に、転倒などのリスク管理とともに退院後の生活を考慮して症状緩和とのバランスを取りながら、歩行訓練や日常生活におけるセルフケア支援を実施し、無事に治療も終了した。痛みのために車椅子乗車がやっとだったADL*も杖歩行まで可能となり、笑顔で退院を迎えることができた。

研修の終盤は緩和ケアの集中講義の後、5日間の緩和ケア病棟実習を経験した。

均霑化　「生物がひとしく雨露の恵みに潤うように」という意味で、がん医療においては全国どこでもがんの標準的な専門医療を受けられるよう、医療技術などの格差の是正を図ることを指す。

オピオイド　麻薬性鎮痛薬やその関連合成鎮痛薬などのアルカロイドおよびモルヒネ様活性を有する内因性または合成ペプチド類の総称。

ケアリング
①対象者との相互的な関係性、関わり合い
②対象者の尊厳を守り大切にしようとする看護職の理想・理念・倫理的態度
③気づかいや配慮が、看護職の援助行動に示され、それが対象者に伝わり、それが対象者にとって何らかの意味（安らかさ、癒し、内省の促し、成長発達、危険の回避、健

緩和ケア病棟の見学も未経験だった私が関心を向けていた実習だった。病棟に足を踏み入れた瞬間の第一印象は、とにかく静か、そして自由だった。廊下は転倒しても重大事故が予防できるように緩衝床で、足音すら響かない。廊下にはところどころソファーが設置され、CSI*をぶら下げた患者さんがくつろいでいる。

その中にはすぐにせん妄*とわかる患者さんもいた。病室と廊下を行き来しながら落ち着ける場所を探しているかのようだった。患者さんは日の当たるソファーの隅に腰を下ろし、そのまま眠りについた。急性期の一般病棟なら患者さんの意思よりもリスク回避が優先され、直ちにベッドへの臥床を促すのだろうが、緩和ケア病棟では思いを明確に伝えることが困難なせん妄状態であろうと、患者さんの意思が最優先である。医療者としての時間管理ではなく、患者さんの時間の流れにどれだけ寄り添うことができるかが一般病棟との違いなのだと実感した。

看護師もただ自由にさせているわけではない。患者さんの近くに作業台を持ってきて、邪魔にならないように温かく見守りながらも、安全確保、また症状の悪化や状態変化が生じないかを、プロの目線で観察している。私がしたい看護がそこにあった。

一般病棟でのがん末期患者さんのケア

緩和ケア病棟で過ごす患者さんを見ながら、これまで私が関わってきた方々を思

康状態の改善等）を持つという意味合いを含む。また、ケアされる人とケアする人の双方の人間的成長をもたらすことが強調されている用語である（日本看護協会『看護にかかわる主要な用語の解説——概念的定義・歴史的変遷・社会的文脈』14、2007年）。

ADL　日常生活動作＝生活を営んだ上で不可欠な基本的行為。

CSI　持続皮下注射のシリンジポンプ。

せん妄　急性に生じる意識障害を主体とした精神神経症状の総称。特に終末期に近づく程、その頻度は高くなる。注意力の障害に加えて不眠や睡眠リズムの障害、感情の変動、原紙や錯視、妄想といった多彩な症状が出現する。

い出すことも多かった。もっと違う治療環境や、医療者が緩和ケアに対する十分な知識を持っていたら、違う最期が迎えられたのではないかと思い出される患者さんも多い。

がん育成研修が始まる少し前に、勤務する一般病棟で進行胃がんの患者さんを夜勤で担当した。

薄暗い病室に入ると、患者さんの目はうつろで焦点が合わず、逆流する胃液をあちこちに吐き出し、床には吐物が散乱していた。私の姿を確認するなり「看護師さん、助けて……つらい、きつい……」とベッド上で何度も起き上がっては、着ていた病衣を持て余すように、着脱を繰り返していた。病室は血液と胃酸の混じった吐物の臭いが充満していた。

私は患者さんの状態から瞬時にがん進行による消化器症状と終末期のせん妄と判断した。がん終末期のせん妄は不可逆性で「治療抵抗性の苦痛*」として鎮静の対象にもなりうる症状の一つとされている。日単位から数時間内に看取りを迎える可能性の患者さんへの治療が、モルヒネの持続点滴のみにも驚いたが「いつからこの状態になったのか、看護師は日中この患者さんにどんなケアをしたのか……」と絶望感さえ抱いた。だが、同時に「症状の緩和とせん妄のケアをしなければ、患者さんは眠ることもできない。何とかしなければ……」と気持ちが奮い立ったのを憶えている。

治療抵抗性の苦痛　全ての治療が無効、予測される生命予後までの間有効でかつ合併症や侵襲が許容可能な治療手段がない。

「この繰り返す嘔吐をどうしようか……」。患者さんを目の前にそればかり考えた。がんに伴う上部消化管閉塞*による嘔気《おうき》は、薬剤では十分な緩和ができない。薬剤以外ではドレナージ*など代替方法もあるが、せん妄を発症した場合には効果的ではない。本来は、患者さんとご家族が意思決定可能な時期から、がん進行に伴う治療抵抗性の苦痛が生じた時に鎮静をどうするかまでインフォームドコンセントを得ることが望ましいが、今はその時期も過ぎている。そもそも、がんと診断された時にはすでに治療困難な状態だったこともあり、主治医とご家族の話し合いで病名を告知しない方針となっていた。患者さん中心の医療が当たり前となったが、未だに様々な要因から患者さん不在の医療や選択が行われているのも現実だ。

看護師や主治医がいない時間帯に当直医やご家族に鎮静の相談などできるわけもなく、私は今できる精一杯の看護をするしかなかった。育成研修の事前学習をしていたこともあり、せん妄患者さんへのケアは、わずかばかり知識もあった。

私はまず嘔吐後の不快感を軽減させるため、氷水でのうがいと、誤嚥予防のために起坐位*保持ができるよう体位を整えたのち、繰り返し背中をゆっくりさすった。幾分表情が和らいだように見えたタイミングで床の吐物処理を行い、臭気の除去対策のため空気清浄機を設置した。すぐに上がってくる胃液をどこでも吐き出せるように袋やごみ箱を患者さんの周囲に置き、吐物を頻回に破棄するようにした。そばで不安そうに見ていたご家族には氷水でのうがいの方法を教え、つらそうにしてい

上部消化管閉塞　がんの進行により上部消化管（食道・胃・十二指腸）が閉塞すること。

ドレナージ　体内に貯留した消化液などを体外に排出すること。

起坐位　上半身を起こし、前傾をたもつ姿勢。

る時は静かに背中をさすってほしいと、患者さんの現状とケアの方法を説明し、協力を依頼した。記憶では娘さんだったように思うが、父親の見たこともない変わり果てた姿に動揺しつつも、必死に背中をさすって、うがいを手伝ってくれた。

輸液ポンプを使用してのモルヒネの持続点滴も、せん妄状態の患者さんからすると拘束感による不快や幻視による恐怖心が増す。さらに自己での抜針や輸液スタンドの転倒による身体損傷にも繋がりかねない。本来なら直ちにオピオイドスイッチング*をと提言できたかもしれないが、当時の私は安全な輸液投与に専念するのに精一杯だった。

30分ごとに訪室し様子をうかがいながら、患者さんが覚醒している時は口腔ケア、トイレ移乗や排泄援助をしながら、安全を確保した。何度も脱いだ病衣を着せては、患者さんが横になるまで背中をさすった。症状がつらい時、どんなケアをしてほしいかを必死に考えながら援助を行った。

患者さんは日付が変わるころよりうとうとし始め、嘔吐もなく眠っているように思えた。朝を迎えバイタルサイン*こそ正常値を示していたが、顔色は前日よりも悪く、脈の触れも弱くなっていた。しかし昨夕の混濁した意識障害は見られず、私の顔をはっきり見て「少し眠れたよ」と夜勤開始時とは違って、穏やかな表情で話してくれた。

患者さんは私の深夜勤務が終了して数時間後に息を引き取ったが、私はしばらく

オピオイドスイッチング　貼付剤や持続皮下注など別のオピオイドや投与経路の変換のこと。

バイタルサイン　人間が生きている状態を示す指標。生命徴候のこと。

もやもやした思いを払拭することができなかった。なぜもっと早くから患者さんの症状を緩和できなかったのか、一般病棟だから仕方のないことなのか、そもそも私が行った援助は正しかったのか、専門的な施設（緩和ケア病棟・ホスピス）ならもっと違う援助や苦痛のない最期を送れたかもしれない、そばで不安な思いで見守る家族のつらさにもっと寄り添えたかもしれないと、たくさんの悔いが残った。当時の私は、もっとこうすればと思いを巡らせたり、環境のせいにしたりすることで、自分の弱さや未熟さに抵抗していたのかもしれない。

緩和ケアは、症状を緩和するという視点で患者さんのQOLの改善に取り組む専門領域である。特に「死」が近づいてくると、今まで習慣化していた日常生活において身体機能が低下し、次々に支障をきたし始める。痛みのために、眠ること、食事をとること、自力で起き上がってトイレに行くこともできなくなる。

患者さんにとって快適な生活の維持こそ、QOL向上に欠かせないものである。個々の患者さんに応じて必要となるケアを見出し、日々のケアをより丁寧に継続して行うことこそ、最後まで尊厳ある緩和ケアとしての看護介入である。緩和ケアを提供するのに特別な療養環境や高度な能力が必要なのではなく、基本的な知識とともに、いかに患者さんに関心を寄せて看護師の主たる役割である療養上の世話を行うかが重要なのだということを、当時の私では考えることができなかった。

6年近く経過した今でも、終末期の患者さんに対する緩和ケアがもっと普及する

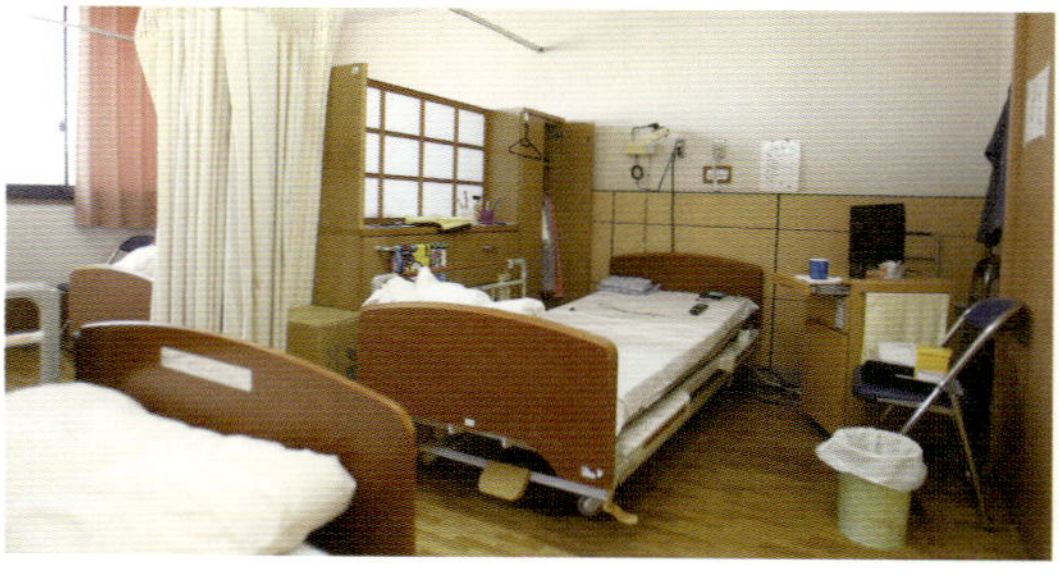

以前の
一般病棟

ためにはどうしたらいいか考えるとともに、看護師だからこそできる専門的な緩和ケアとは何かを教えていただいた、印象に残る看護の経験である。

久留米大学認定看護師教育課程「緩和ケア分野」（研修概要は下記）

患者さんに「ありがとう」を言わせせない看護

日本看護協会の資格認定制度によると、認定看護師とは特定の看護分野において、看護ケアの広がりと質の向上をはかることを目的としており、①個人、家族及び集団に対して、熟練した看護技術を用いて水準の高い看護を実践する（実践）、②看護実践を通して看護職に対し指導を行う（指導）、③看護職に対しコンサルテーションを行う（相談）の3つの役割がある、とされている。

緩和ケア認定看護師は、主に疼痛、呼吸困難、全身倦怠感、浮腫などの苦痛症状の緩和や、患者さん・ご家族の喪失と悲嘆のケアといった、患者さんを全人的に理解し、QOLを維持・向上するために、専門性の高い看護実践を担う。それとともに、質の高い医療を推進するため、他職種と共働し、チームの一員として役割を果たす能力が求められる。

もともと緩和ケアを専門的に勉強したい、ゆくゆくは認定看護師資格を取得した

［期　　間］2015年６月〜11月（６か月間・計660時間）	
［受講内容・科目］（　）は時間数	
共通科目（がん化学療法看護・がん放射線療法看護分野と合同）計150時間	看護管理、リーダーシップ、情報管理、看護倫理、指導、相談、文献検索・文献購読、臨床薬理学、医療安全管理、対人関係（各15）
専門基礎科目　計75時間	緩和ケア総論、がんとがんの集学的治療、症状マネジメント総論、喪失・悲嘆・死別、がんの医療サービスと社会的資源（各15）

いと漠然とした思いはあったが、緩和ケア病棟を開設するかどうかも定かでない中で、病院にとって認定看護師取得の必要性があるのかと、あきらめにも近い心境だった。

当時私は回復期リハビリテーション病棟師長1年目で、自己の看護師としての今後のビジョンが定まらず悩んでいた。新病院に向けた運営方針の後押しもあり、看護部長より推薦をいただいた時には、すでに久留米大学認定看護師教育課程の入学試験まで2か月、願書提出まで1か月を切っていた。願書には詳細な個人データの記載とともに過去に経験した5事例分のケースレポート提出が必須だった。

年末年始の休暇も全て費やし、願書用の書類の準備とともに入試に向けて試験勉強を開始した。緩和ケアに関する書籍を複数冊購入し、日本看護協会が開示している過去の入試問題を取り寄せたが、簡単に解ける問題は一問もなかった。がんの疫学から聞いたこともないようながん遺伝子の種類、抗がん治療の内容、緩和ケアの基本的な知識、また医療安全や感染対策に至るまで幅広い知識が必要だった。途中気力を失いそうになりながらも「やっと自分のやりたい看護のスタートが切れる！悔いのないように」と言い聞かせながら、仕事と深夜までの自己学習の両立を乗り切った。

無事に合格できて喜びもつかの間、今度は入学前の課題が待っていた。看護過程の実践、家族看護、倫理に関する症例のレポート提出がまた更に私を悩ませた。入

［受講内容・科目］（　）は時間数	
専門科目 計195時間	症状マネジメントと援助技術Ⅰ～Ⅶ（各15）、緩和ケアを受ける患者の心理社会的ニーズとケア、スピリチュアルケア、緩和ケアにおけるチームアプローチ、緩和ケアを受ける患者の家族・遺族ケア、臨死期のケア、緩和ケアにおける倫理的問題（各15）
演習・実習 計240時間	演習：総合演習Ⅰ・Ⅱ（各30） 実習：緩和ケア施設実習（140）、訪問看護実習（40）

学前からパソコンメールを介して、まだお会いしていない先生の課題レポートの指導が始まった。顔の見えない指導ほど恐怖に感じることはない。20年近く実践してきた看護過程に対し「不十分です」の一言が帰ってきた時は、何とも言えない情けなさと、これから半年間無事に乗り越えられるのかと不安も倍増した。

認定看護師教育課程は専門的な学習だけを行うところではない。社会人として、成人学習者として、そして認定看護師としての資質を問うための教育が始まった。学習前の資料準備から、時には机や椅子の配置・整列、ノックや挨拶の仕方、言葉遣い……、とにもかくにも全て自分自身がどう考えて主体的に行動するかを求められた。初めこそ戸惑ったが、先生方の厳しくも温かいご指導は、卒業した今でも主体的に考えて行動するという、それまでの自分自身にはない力を得ることにつながっている。

「あなたがたはプロフェッショナルです。だからもう患者さんからありがとうと言われて満足する看護からは卒業しなさい」。入学当初に受けた授業「専門職とは」での先生のこの言葉は、胸に突き刺さった。患者さんからの「ありがとう」の言葉は、看護師としての喜びや自信にもつながる。だが本当のプロフェッショナルとは、感謝の言葉で看護の善し悪しを判断するのではなく、知識とスキルを駆使しつつ、患者さんにとって最も善い看護とは何か追求し続け、周囲と協働しながら実践できる看護師である。

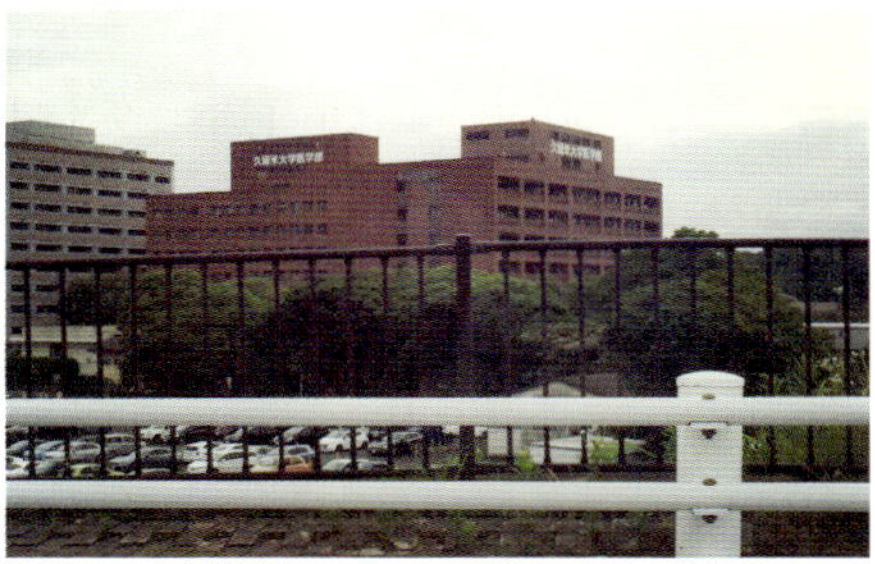

久留米大学医学部

緩和ケアが必要な患者さんは、痛みやそのほかの身体症状による苦痛だけでなく、精神的なつらさ、経済的な問題、家族間の問題、自己の存在意義や将来が見えなくなることから生じるスピリチュアルな苦痛など、全人的にとらえなければならない。

緩和ケアを学ぶ私たちでさえ、時に迷い、何が緩和ケアなのか、どうすれば患者さんのつらさをとることができるのか答えが見つからず苦しむこともある。疼痛緩和やその他の症状マネジメントに関するガイドラインはあるが、「これにはこの治療やケアが一番効果あり！」といった確固たるエビデンスがあるものは少ない。同じがんでも一人ひとり出現する症状も違えば、抱えている問題も違うからだ。

分子標的治療薬*の開発でオーダーメイドの集学的がん治療が主流となっているが、緩和ケアもその人にあったケアを提供する部分に至ってはある意味オーダーメイドのケアと言える。だからこそ私は緩和ケアのプロフェッショナルになりたい……全人的な苦痛を抱えた患者さんに「ありがとう」を語らせせない看護は今後の私にとっての教訓となった。

前半3カ月の学科はとにかく授業、試験、期日内レポート提出を繰り返す日々、ほかにも3分野合同セッションや演習など、目まぐるしいほどに時間が過ぎていった。緩和ケアの専門授業の中には、とても抱えこむことができないつらさを感じる場面も多く、抜け出せないかもしれないと悩んだ時期もあった。

しかし、そんな時にいつも支えになったのが、同じ緩和ケア認定看護師を目指す

分子標的治療薬　がん細胞の表面にあるたんぱく質や遺伝子をターゲットとして効率よく攻撃することができる薬剤。

同期の仲間たちだった。病院の規模も違えば、職位も違う、年齢も違う、経験も違う、話す言葉も時に伝わらない（方言がわからない）、そんな仲間が全国津々浦々から久留米に集まった。時に意見がぶつかることもあったが、最終的には緩和ケアの専門家になるという同じ目標を持つ者たちだからこそ、お互いを理解し、尊重することができた。同じ目標を持つ者たちが集まるとこんなにも強さを増すのかと、同じ時間を共有することに喜びを感じた。

緩和ケア分野には、化学療法看護や放射線療法看護分野のように、はっきりとしたエビデンスは少ない。グレーゾーンの範囲が多いことから、私たち緩和ケア分野は論理的思考が弱いとよく指導された。いわばアセスメントが不得意ということである。「ケアの根拠」を明確にしなければ、実施後の評価もできない。事例を用いて徹底的に教育されたおかげか、今は「何のために？」「その根拠は？」が口癖になってしまった。特訓すれば、思考力を鍛えるのに年齢は関係ないことがわかった。

在宅緩和ケア

学科がようやく一段落ついたのち、約一か月におよぶ実習が始まった。

最初の5日間は訪問看護ステーションでの在宅緩和ケアを学ぶ実習だ。訪問看護は個人的にも関心ある分野だった。在宅緩和やホスピスは地域包括ケアシステムの推進に伴い普及しつつあるが、ご家族の介護負担や不安の増強により最終的には病院での看取りを希望される場合も多いという。

在宅医療や看護が介入するといっても、関わる部分は1日の中のほんの1時間ほどである。その限られた時間で、いかに残りの23時間を患者さんが安心して過ごすことができるか、介護するご家族への支援を行えるかが、在宅看護の専門性であるとともに課題でもあることがわかった。

訪問先のほとんどが高齢で、独居生活や老老介護せざるを得ない方々だった。中には大量の強オピオイドによる緩和治療を受けながら、妹の介護のもとで在宅生活を送る80代の女性がいた。呼吸困難もあり、少しの体動でも全身の痛みや息苦しさが出現する。しかし、排泄だけは這ってでもトイレに行くと希望するらしく、訪問中もそんな姉を80歳に近い妹がほぼ全介助の状態で介護していた。

看護師が訪問中だけでも妹の体を休ませようと介助の手を差し伸ばすが、患者さんは受け入れなかった。二人だけにしか分かり合えない介助の方法があるのだ。患者さんは妹を気遣いながらも必死に力を振り絞って布団から起き上がる。妹は、あ・うんの呼吸で手を差し伸べる。その介護には一寸の狂いもなく、長年の経験と介助が必要な部分をすべて理解しているからこそできる援助だった。妹に一人での介護に困難さを感じないか尋ねると、帰ってきた返事は「昔からこんなでしたから、仕方ありません。姉らしいですよ」だった。

在宅ホスピスケア成立の要件には、

①24時間ケア体制が整っていること
②チームケアでのサービス提供がされていること
③家族を対象とするケアプログラムがあること
④症状緩和（特に痛みに対する）が十分にできること

などがある。病院以上に訪問看護師には高いスキルを用いた身体的苦痛の症状緩和を中心に多職種と連携し、患者さんとご家族が安心した日常生活を一日でも長く過ごせるような支援が必要であることを実感した。

在宅生活においての最大のメリットは何かと考えると、やはりいつまでも自分らしくあり続けられることではないかと思う。いつも見る風景、生活の音、生活の匂い、使い慣れた食器……、健康な時には意識しないことだが、朝、目が覚めるといつもの空間がそこにあるだけで患者さんは安心し、今日という一日を大切に過ごそうと、気力が湧いてくるのではないだろうか。授業だけでは得ることができなかった、看護師に求められる「患者さんが日常を大切にするケア」とは何かを見せていただいた実習だった。

緩和ケア病棟実習

訪問看護実習の後は、いよいよ緩和ケア病棟実習が始まった。
担当したのは70歳代、S状結腸癌ステージⅣ、肝転移で抗がん治療困難と診断さ

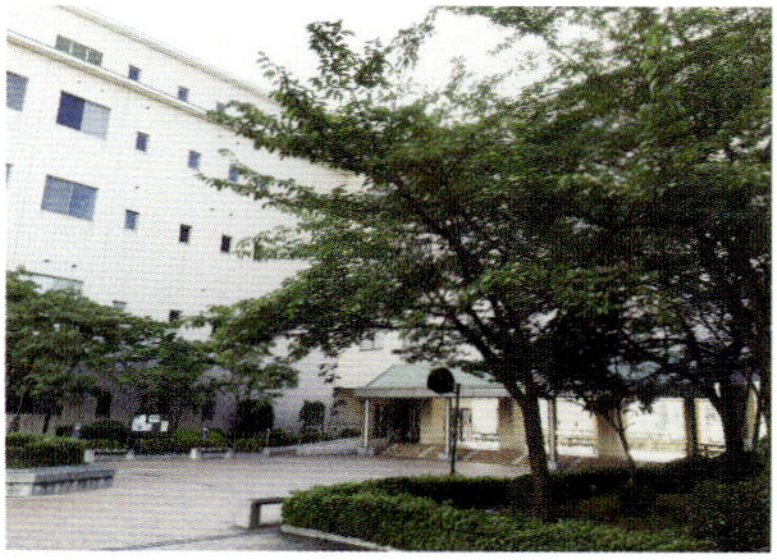

久留米大学医学部

れた男性である。緩和ケア病棟と在宅との連携を理解することを実習目標の一つに掲げていた私にとって、その課題達成のために、指導者である病棟師長が配慮してくださり「家に帰りたい」という強い希望を持った方だった。身体的な主症状は、持続する嘔気と嘔吐、食欲低下、強度の倦怠感だった。

全人的なアセスメント*から、身体症状の緩和とともに家に帰りたい希望を支えるための自律性の維持を看護計画として立案した。実習生が担当することに同意はいただいたが、慣れない他者との会話を好まず、特に身体症状の質問などをすると途端に表情が暗くなり、応えていただけない日々が数日続くこととなった。ただ許されたのが、特に重だるさを自覚する両下肢のマッサージだった。

私は唯一患者さんに触れられる絶好のチャンスを無駄にはしない気持ちでマッサージを行うと同時に、患者さんの表情、呼吸状態、脈拍数、皮膚の状態と、ありとあらゆる観察からその日の患者さんの全身状態をアセスメントした。入院後1か月間まともに食事を摂取できず、少量の水分などで生命を維持している状態から予測できる徴候を早期に発見し対処することも、私に求められる看護の一つだった。

緩和ケア病棟では日常業務としての検温は必要ではない。当然、一般病棟では必須の心電図モニターや自動血圧計などの持続生体観測機器を患者さんに装着することもない。患者さんの全身を見て、実際に手で触れて、必要時は聴診、触診などフィジカルアセスメント*を駆使した観察力が必要である。

＊アセスメント　体温や血圧・脈拍など、定量化できる客観的情報のほかに患者さんが感じている苦痛や不安など、定量化できない主観的情報を組み合わせて評価すること。

＊フィジカルアセスメント　問診・指針・触診・打診などを通して、患者さんの身体に触れながら症状の把握や異常の早期発見を行うこと。

たびたび嘔気と腹痛が出現する患者さんに対して、私はがんの進行によるイレウス（腸閉塞）発症が心配だった。大腸がん末期でイレウスを発症した患者さんにできることは、症状（痛みや嘔吐）のつらさを緩和することである。

実習3日目に夜間から腹痛と嘔気が持続し、薬剤を投与しても効果のない患者さんの腹部を聴診した際に、明らかに腸蠕動《ちょうぜんどう》*の亢進する音が昨日と比較して変化していることに気づいた。仮にイレウス発症から腸蠕動痛がある場合、それまで患者さんへの治療として投与されていた腸蠕動亢進薬は、かえって痛みの増強につながり禁忌とされている。

すぐにチームリーダーと主治医へ報告した結果、別の薬剤へ変更となり、持続していた症状の緩和を図ることができた。そのことがきっかけだったのかは不明だが、以後、患者さんが私に見せる表情が少し変化したように感じた。自分がしたいことを話してくれるようになったのだ。

患者さんの「家に帰る希望」を支えるためには、何としてでもトイレでの排泄を維持させなくてはならなかった。仕事や健康上の問題で自宅介護が困難なご家族から提示された条件が、トイレでの排泄が可能な状態であることだった。それであれば1日だけでも家に帰ることを支えられる。患者さんもその条件をわかっていたからこそ、どんなに体がつらく思うように動けなくとも、トイレでの排泄を希望した。

緩和ケア病棟は希望を支える場所である。それは大きな夢を叶えるような特別な

腸蠕動　腸が収縮する運動のこと。音として腹腔内に伝わり、聴診器を介して聴取することができる。

ものを指すのではない。患者さんが貫く意思を最期まで支える場所、そのケアを受けられる場所なのだ、と改めて感じることができた。

また、倦怠感が強い場合、ナースコールで看護師を呼ぶことすら億劫になる。ナースコールを押さずに済むタイミングを計ることは容易ではないが、数日間患者さんと共にいると「この時間は休む、この時間は身体的にきつい、この時間は好んでテレビを観る」ことがわかってくる。患者さんの1日の時間の流れに沿った訪室、声かけが可能となる。排泄のタイミングをつかめるようになると、次は患者さんが車椅子への移乗方法をあれこれ説明せずとも介助のコツをつかめるようになる。患者さんの疲労を少しでも少なくする体力温存のケアとは、こういうことなのかもしれない。患者さんがケアを受け入れるようになると、私の褥瘡予防のアドバイスも快く受け入れてくれるようになった。

患者さんとの相互作用を実体験として捉え始めた時期だった。その日もベッド上で患者さんが痛みを感じることが少ない体位へとポジショニング*を行い「また明日伺います」といつも通り挨拶をし、病室を出ようとしたところ、表情こそわからなかったが、力のない声で「また明日もよろしく、ありがとう」と声が聞こえた。

「明日は外泊の際に介護のキーパーソンとなる長女に排泄介助の方法を指導しよう」と、次なる目標を掲げてきた翌日、病棟に行くと夜勤の看護師が私を見つけるなり血相を変えて近寄ってきた。日付が変わるころより状態が急変し、深夜に亡く

---

*ポジショニング　体位変換をすること。

なったことなど、すべての情報を与えてくれた。

緩和ケアが必要な患者さんは「今この生きている時間」が全てであり、「明日」では手遅れになることがある。患者さんの希望を支えるタイミングを見誤ってはならないと学んでいたにも関わらず、そのタイミングを視野に入れたケアが私には不足していた。

計5日間の短い関わりではあったが、多くを語らない患者さんと過ごす時間の流れは、時に心地よくも感じた。関係性は時間の長さで獲得できるものではなく、どれだけ関心を寄せられるかが大切なのだということを、患者さんが教えてくれた。

ケアリングが日常業務のなかに常として存在する。それが緩和ケアであり、私が最も大切にしている看護なのだ。私が行ったケアは患者さんのためになったのか、少しでも全人的苦痛を緩和することができたのかはわからない。しかし、患者さんから「ありがとう」の言葉を受け取ったということは、プロフェッショナルとしてはまだまだ未熟だということである。これからも多くの患者さんとのケアリングを通して、私も変化していかなくてはならない。緩和ケア認定看護師の資格取得が終わりではなく、それからが本当の意味で緩和ケアの実践者としてのスタートなのだ。

私は牟田病院に来て緩和ケアに出合った。この病院で看護師として成長させてもらえたといっても過言ではない。緩和ケアのプロフェッショナルになる道は苦難なことの方が多く、時に逃げ出したくなる時もある。だがそんな時に一番支えになり、前に踏み出す勇気を与えてくれたのも、患者さんとのふれあいや関わりだった。だからこそ、私は看護師として変化し続けていくことができているのだと思う。これまで出会った患者さんやご家族への看護の中で培われた経験や価値観とともに、習得した専門的緩和ケアのスキルを糧に、今後新たに出会うであろう緩和ケアが必要な患者さんやご家族へのより善い看護の提供こそが、私が達成すべき課題であり、また育てていただいた病院への恩返しだと思っている。

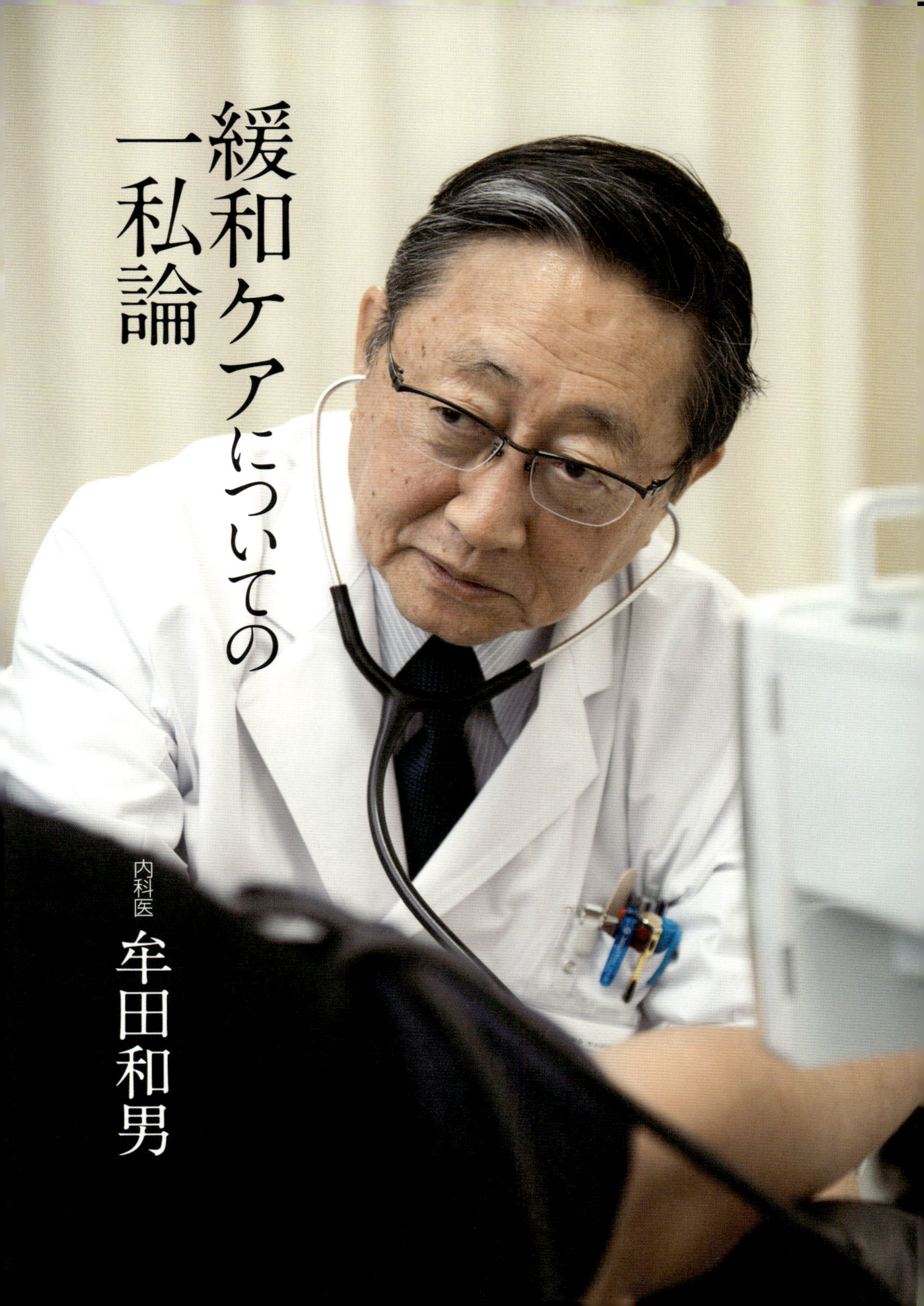

緩和ケアについての一私論

内科医
牟田和男

はじめに

医師は常に人の「生老病死」に向き合う職業である。そして必然的に「生老病」の様々な断面に立ち会い、「死」に逝く人の看取りを行う宿命にある。

病院死が８割を超える現代、いかに「死に逝く人に相対するのか」、そのためには「どのような生死観を持つのか」、これは、医療に従事するものにとっての命題である。さらには、近未来にやはり自己の消滅を迎える自分自身にとっての命題でもある。

私は、医師になり立てのころ、この命題を自覚させてくれた患者さんに出会った。１９７４年の春、福岡県筑豊の病院に出張し、膵臓がんの患者さんの主治医になった。その患者さんの病状を、初期から終末期に至るまでの変動を述べたいと思う。

春、病気の初期

31歳の男性で、職業は大工さんだった。

「最近、食欲がなくなって、胃のあたりが痛み、そして体重も減ってきている」との訴えで外来を受診された。内視鏡検査では、胃には異常所見がない。

「じゃあ、入院してもう少し検査しましょう。そして点滴でもして体力をもどしますか」

「先生、どれぐらいかかるんですか？　子供もいるし、生活もあるし」

現在では一般的になったCTやMRIなどの診断機器や、腫瘍マーカーの血液検査など、胃腸以外の内臓疾患については有効な診断方法はまだ存在しなかった。特に膵臓の病気の診断は難しく、ようやく超音波検査が試されるようになったころだった。最終的には外科で試験開腹して確定診断を行うことも多かった。

老練な内科医の院長は、入院当初から、「この患者さんは膵臓がんだと思う。このがんは進行が早い。試験開腹での診断も考慮して外科ともよく相談しておくように。そのつもりで治療しなさい」と、アドバイスしてくれた。

梅雨も終わりごろ、かなり蒸し暑くなった。入院して1カ月くらいから、体重がどんどん減ってきた。腹水が溜まりだして、腹腔穿刺《ふくくうせんし》＊を実施。血性の腹水からの腺がん細胞が検出され、膵臓がんが濃厚となった。外科の診断は膵がんに癌性腹膜炎の併発があり、根治手術は無理だという。抗がん剤治療をしようということになる。

病名は本人ではなく、父親と奥さんに告知した。奥さんは本人には言ってくれるなという。

腹腔穿刺　診断や治療のために針を刺して腹腔にたまった腹水を抜く医療行為

盛夏、中期

お盆も過ぎたが残暑が厳しい。当時は冷房も一般的でなく、昼も夜も、とにかく暑い。食事がまったく入らなくなった。いよいよ胸には肋骨が浮き出て、上下肢《じょうかし》はがりがりに痩せているのに、おなかだけは腹水でぱんぱんに腫れている。特に背部痛が強度になってきて、病室でじっと安静に寝ていることができない。廊下に出て、点滴台を押しながら、よたよたと、さ迷うようになった。そして、夜も「痛い、痛い」と歩き回るようになった。その痛みに対してはモルヒネしか効かなくなり、だんだん、その回数が増える。

しかし、背部の痛みがいよいよ強度になってくる。膵臓がんの腹腔神経叢への転移による強度の疼痛である。

「先生、どうかならんとね。あんた、治し方を知らんちゃないと。もうちょっと上の先生と相談して、腹を開けるなら開けるごとしてよ」と怒る。

秋めいてきたが、なかなか涼しくならない。モルヒネを多用するが、いよいよ痛みが取れなくなってきた。夜になり暗さが増すと、錯乱状態になる。モルヒネの中枢神経作用で朦朧としながら、「痛いよう、痛いよう。殺してくれ。家に帰る」と大泣きしながら、深夜病棟の薄暗い廊下を這って、病院の玄関のほうに行こうとする。患者さんたちが物音に目覚めて、ほかの病室から心配げに廊下を見ている。奥さんも泣きながら必死で患者さんを押さえ、病室に戻そうとする。まだ暑苦しい深夜、薄暗い廊下に座るその姿は幽鬼に見える。

どうすることもできない。私も奥さんと一緒に患者さんの行動を押さえるのが、関の山である。

朝になると少し冷静になる。

「先生、さっきは悪かった。痛くてたまらん。早よう死んだほうが自分もかみさんも楽になるんやけどなあ。どうかしてくれませんか」

秋、終末期

そのうちに胆汁の混じった胃液を嘔吐するようになり、水分もまったく受けつけないようになった。胃管を挿入し持続的に胃液を吸引するようになる。異臭がひどい。症状の軽減にはモルヒネの量を増やすほかに手段がない。

昏睡状態になる。病状の進行か大量のモルヒネのためかわからない。手だけは絶えず動かしている。鉋《かんな》をかけているのだろうか。

そして、10月のある晩、突然呼吸が停止した。あっけない死であった。膵臓がんからの腹腔内出血によるものであろう、がん死である。

彼は本当に死にたくなかったと思う。子煩悩な彼は、どうにかして生き返り、仕事をして、晩酌をして、子供と遊ぶ平凡な暮らしに戻りたかった。生きたかったと思う。とても死の受容などはできなかったと思う。

こころとからだ

スピリチュアリティ

元来、健康だったこの患者さんは、突然、予期せぬ致命的な疾患に罹患した。病状の急速な悪化によって、まず「からだ」が耐えがたい苦痛に苛まれ、そして、絶望的な苦悩から「こころ」が崩壊していった。

１９４６年、世界保健機構（ＷＨＯ）は、健康とは「完全な肉体、精神的および社会的福祉の状態であり、単に疾病または病弱の存在しないことではない」と定義し、「からだ」と「こころ」の両者が安定した状態であるとしていた。

そして１９９８年、健康とは「完全な肉体的、精神的、スピリチュアルおよび社会的福祉のダイナミックな状態であり、単に疾病または病弱の存在しないことではない」と改訂され、初めて「こころ」の構成要素のひとつとして「スピリチュアリティ」という語句が登場した。

では、スピリチュアリティとは何だろうか。

ＷＨＯの定義するスピリチュアリティとは、「人の非物質的、あるいは道徳的部分」であり、①人生の意味・目的・成就を見出す欲求、②生きる希望または意欲の欲求、③自己、他者、神等への信念と信仰の欲求を含む。これは人を構成する重要な要素のひとつであり、また精神と別個に存在する要素であり、そして個人個人に存在し、自分自身がこの世界に生きていることを実感し、そして生きていこうとさせているもので、通常はその存在について自覚しないが、自分自身の消滅などの危機に瀕した時に脳裏に強く発現するものである、とする。(1)

一般的にスピリチュアリティは、自然科学的な理解と、宗教や信仰を重視する理解の二つに大別されると考える。

まず、前者の立場として、医師・細井順は「生きていくために必要な力の源」であり、「通常の生活では、そういうことには意識を注がずに私たちは日々の暮らしを営んでいる。（略）しかし、生命の危機に面すると、死んだことのある経験者もなく、自分の知識や体験を総動員しても、答えが得られない(2)」ものとし、村上國男は「存在するのは確かだがつかみ所のないもの」であり、「あえて意訳すれば、実存的・意味論的・存在論的・哲学的・人生論（人生観）的・生命観（死生観）的・倫理的といったことに加えて霊的とか宗教的といった意訳もできるであろう(3)」とする。また、伊藤真美《まみ》は「人が自分自身を自然界の一部であることを認識すること(4)」という。

比較人類学者・服部洋一は、「その人の生に意味をもたせるもの」と解釈し、信

(1) 津谷喜一郎、山積隆之介「健康とスピリチュアリティ　WHOでの議論から学べること」（「病院」64巻7号、2007）
(2) 細井順『こんな身近なホスピス』風媒社、2003
(3) 村上國男『ターミナルケア・ガイド』関西看護出版、2003
(4) 伊藤真美「医療現場でのスピリチュアリティ」（「病院」64巻7号、2005）

念、生きがい、喜び、意義、希望、誇り、などの多くの意味を持つ、と指摘している[5]。

一方、宗教関係者によるスピリチュアリティの解釈には、当然ながら信仰を重要視する。

キリスト教の立場では、ホスピスのチャプレン・窪寺俊之は、スピリチュアリティとは、「自己に内在する『究極的自己』と、自己の存在性を決定する絶対的なものである『絶対他者』という二つの要素からなり、この二つの要素があってはじめて『私というもの』が存在することが実感されるもの」、としている。「究極的自己」とは〝本当の私、人生の価値観、私の存在の意味〟であり、「絶対他者」とは〝人を超えたもの、私の命を作った根源、創造者、神、仏、宇宙の命、宇宙の法則〟とも換言できる。即ち、スピリチュアリティは宗教性、精神性と非常に近い概念と定義している[6]（図1）。

■図1　窪寺俊之氏のスピリチュアリティ

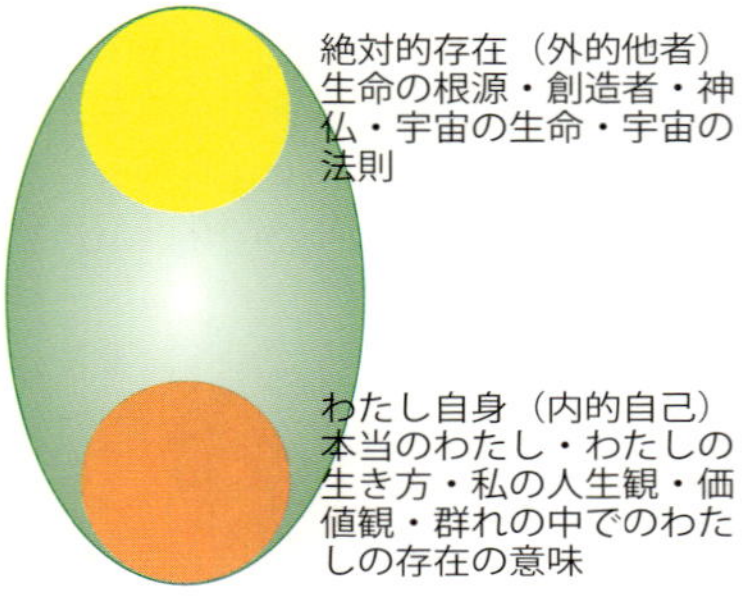

またキリスト教系宗教学者・伊藤高章は、「『私という存在』の『現実性』への応答パターンが『パーソナリティ』であり、『超越性』への応答パターンが『スピリチュアリティ』である」という。そして、この「超越性」への応答パターン、つまりスピリチュアリティが、個のレベルを越え歴史の中で積み重ねられ体系化されて

（5）服部洋一著・黒田輝政監修『米国ホスピスのすべて――訪問ケアの新しいアプローチ』ミネルバ書房、2003

（6）窪寺俊之「スピリチュアリティの現在」（谷山洋三、伊藤高章、窪寺俊之著、関西学院大学キリスト教と文化研究センター編『スピリチュアルケアを語る――ホスピス、ビハーラの臨床から』関西学院大学出版会、2004）

きたもの、それが「宗教」である、と定義する。すなわち、スピリチュアリティとは「自己」の「絶対者」への応答パターンであり、宗教はその手段であるから、スピリチュアリティは宗教と極めて密接な関係にある、とする。(7)

浄土真宗の僧侶・大下大圓《だいえん》は、仏教から見たスピリチュアリティについて定義している。(8) 人の身体性、心理・精神性、社会性の顕在意識からは隠され、人の内面に潜在的に横たわる要素であり、さらにそれは宗教性や信仰的な部分がオーバーラップしており、その宗教的部分が超越的な存在としての神、自然、宇宙に繋がる（図2参照）。

■図2　大下大圓氏のスピリチュアリティ

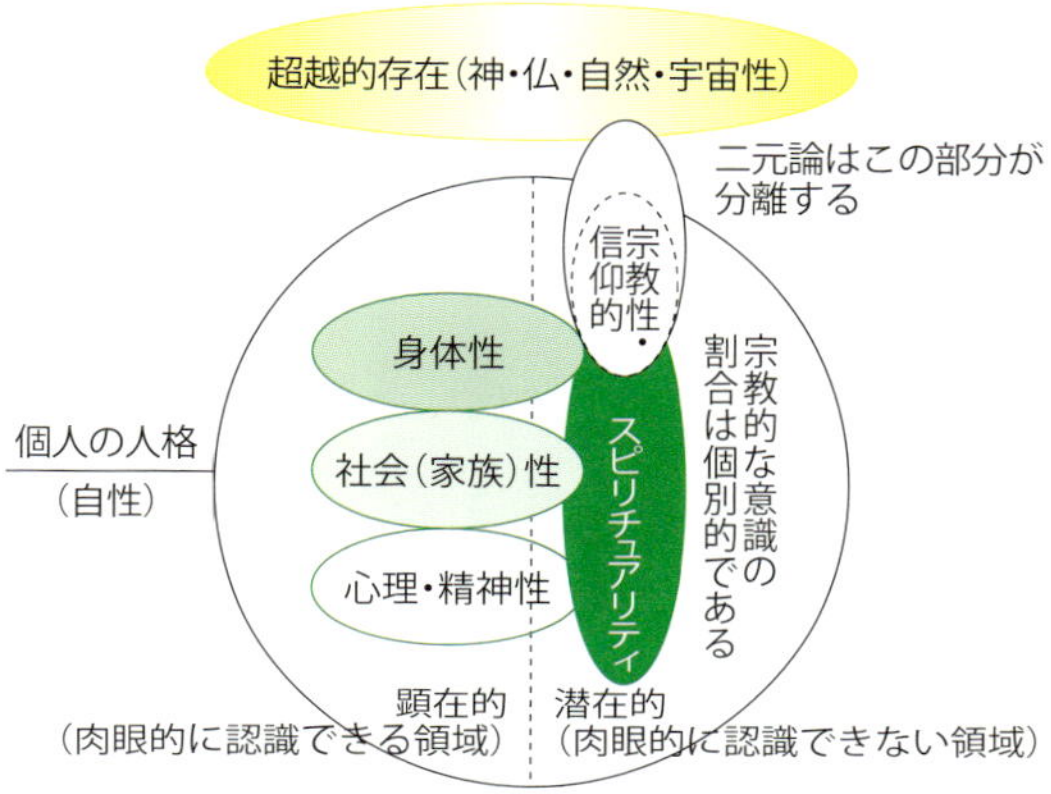

このように立場によって、自然科学系と宗教系では考え方も大きく違い、万人を納得させるスピリチュアリティの定義は確定されていない。

広井良典は、「スピリチュアリティという言葉に対する『定訳』がなお確定されておらず、この言葉が片仮名表記のままで使われていることにも端的に示されているように、『輸入用語』にありがちなある種の

(7) 伊藤高章「スピリチュアリティと宗教の関係」（同前書）

(8) 大下大圓『癒し癒されるスピリチュアルケア——医療・福祉・教育に活かす仏教の心』医学書院、2005

座りの悪さやぎこちなさといった印象を、なお感じている人も少なくないと思われる」と、指摘している。[9]

私は、スピリチュアリティとは、人の「からだ」ではなく「こころ」に精神とは別個に「内在するもの」であり、人類が進化の過程で獲得した自分が確かに存在しているということを認識する「主体」であり、様々な宗教、哲学においても想起されている概念「自我」と定義したい。

スピリチュアルペイン、自我の苦悩

スピリチュアリティ（以後、自我）の崩壊による絶望的な苦痛をスピリチュアルペイン（以後、自我の苦悩）という。

通常、人は健康な時には、自我の苦悩を自覚することは少ない。

解剖学者・養老孟司は、「死んだらどうなるかは、死んでいないからわかりません。誰もがそうでしょう。しかし意識が無くなる状態というのは毎晩経験しているはずです。眠るようなものだと思うしかない。

そんなわけで私自体は、自分の死で悩んだことがありません。死への恐怖というものも感じない。（略）

(9) 広井良典『生命の政治学』岩波書店、2003

死というのは勝手に訪れてくるのであって、自分がどうこうするようなものではない、それを考えるのは猿知恵で良くないと思っているのです。きっときちんと考える人もいるでしょう。しかし私はそうではない。だから自分の死に方については私は考えないのです。

無駄だからです」という。[10]

しかし人間は、生活環境の著しい変化、特に自分が死に至る病とわかった時、「こころ」のなかで自我が顕性化し、生死観についての自問が始まり、様々な強い自我の苦悩を訴える人が多い。

自分が末期がんと宣告された哲学者・岸本英夫は、「生命を絶たれれば、肉体は分解する。そのあと、『この自分』というものはどうなるのか。『この、今、意識している自分』が消滅すること、『これは恐ろしい。何よりも恐ろしいことである。身の毛がよだつほどおそろしい』。ここで天国とか、来世とか、霊魂とか、神とかを『信じることができれば、どれほど楽だろうと思った』」。

生命飢餓状態の苦しみを救うのに、それほど適切な解決法はない。死後も、生命があるのだということになれば、激しい生命飢餓の攻勢も、それによってその鋒先をやわらげるに相違ない。しかし、私の心の中にある知性は、私に鋭く呼びかけてきた。そんな妥協でお前は納得するか。それは、苦しさに負けた妥協に過ぎないのではないか。その根拠に、お前の心自身が、実はそういう考え方に納得していない

(10) 養老孟司『死の壁』新潮社、2004

ではないか。奇跡を行うような伝統的な人格神、天国のような死後の理想社会は『私の心の中にある合理性』が納得しない。

私は肉体の死によって、私という意識する個体は、物質的にも、精神的にも、解消するものと考えるようになってきている。むしろ、私の近代的な知性が、私をして、そう考えさせずにはおかないという方が、より正確的であろう。

真黒の暗闇のような死の前に、まったくの素手で立っていた。私の心は、生への執着ではりさけるようであった」と告白する。まさに死に直面した者のみが体感する悲痛、死の脅威におびやかされて、いても立ってもいられない状態、いわゆる自我の苦悩である。彼はそれを「生命飢餓状態の生死観」といった[11]。

著名な宇宙物理学者・戸塚洋二は、ある日、大腸がん末期と宣告される。そして必死で自己の死を了解し、納得しようとする。

「われわれは日常の生活を送る際、自分の人生に限りがある、などということを考えることはめったにありません。稀にですが、布団の中に入って眠りに就く前、突如、

▼自分の命が消滅した後でも世界は何事もなく進んでいく、

▼自分が存在したことは、この時間とともに進む世界で何の痕跡も残さずに消えていく、

▼自分が消滅した後の世界を垣間見ることは絶対にできない、

---

(11) 脇本平也『現代の宗教(3) 死の比較宗教学』岩波書店、1997

ということに気づき、慄然とすることがあります。

個体の死が恐ろしいのは、生物学的な生存本能があるからである、といくら割り切っても、死が恐ろしいことに変わりがありません。

お前の命は、誤差は大きいが平均値をとると後1・5年くらいか、と言われたとき、最初はそんなもんかとあまり実感が湧きません。しかし、布団の中に入って眠りに就く前、突如その恐ろしさが身にしみてきて、思わず起き上がることがあります。（略）

残りの短い人生をいかに充実して生きるかを考えよ、とアドバイスを受けることがあります。このような難しいことは考えても意味のないことだ、という諦めの境地に達しました。私のような凡人は、人生が終わるという恐ろしさを考えないように、気を紛らわして時間を送っていくことしかできません。

死までの時間を過ごさなければなりません。どんな方法があるのでしょうか。

（略）

しかし、何とか死の恐れを克服する、いってみれば諦めの境地ではないだろうか。

▼幸い子どもたちが立派に成長した。親からもらった遺伝子の一部を次の世代に引き継ぐことが出来た。『世界にほんの少しだが痕跡を残して消える』ことになるが、種の保存にささやかな貢献をすることが出来た。

▼もっとニヒルになることもある。私にとって、早い死といっても、健常者と比

べて10年から20年の違いではないか。みなと一緒だ、恐れるほどのことはない。

▼さらにニヒルに。宇宙や万物は、何もないところから生成し、そして、いずれは消滅・死を迎える。遠い未来の話だが、『自分の命が消滅した後でも世界は何事もなく進んでいく』が、決してそれが永遠に続くことはない。いずれは万物も死に絶えるのだから、恐れることはない。（略）

宗教はどうでしょうか。私は、

▼絶対的超越者の存在を信じない。マザー・テレサが神の子の実在を信じていなかったという記事（略）を読んでちょっと安心した記憶がある。

▼生前の世界、死後の世界の実存を信じない。輪廻転生も信じない。なぜなら、宇宙が生まれ死んでいくのは科学的事実だから、無限の過去から無限の未来に続く状態など存在しえない[12]」

この両者の訴えは、典型的な自我の苦悩である。この生に対する執着、自己消滅の不安感、人格神、死後の理想社会を信じられないことからくる死後の運命の不可知、これが現代人の大多数に共通する自我の苦悩ではないだろうか。

この自我の苦悩の発生について、大脳生理学者・岡田安弘は次のように説明している。人は、大脳の前頭葉の機能によって自らの存在を認識し、自らの未来の姿を想像することができる。即ち「存在と時間」の意味を思考することのできる動物で

(12) 戸塚洋二著、立花隆編『がんと闘った科学者の記録』文藝春秋、２００９

ある。そしてその存在が脅かされそうになると、その「意味」を考えようとする反応が起こるが、ヒトの大脳機能は自分の存在が無くなるということが納得できず、そして自分の未来についても了解可能な予測ができず、そのために深い不安感が発生する。(13)

また、心理学者・村田久行は自我の苦悩の原因を次のように定義している。自我は「人間の存在」と同義であり、その人間存在の安定性は「時間的存在」、「関係

■図3　村田久行氏のスピリチュアルペイン

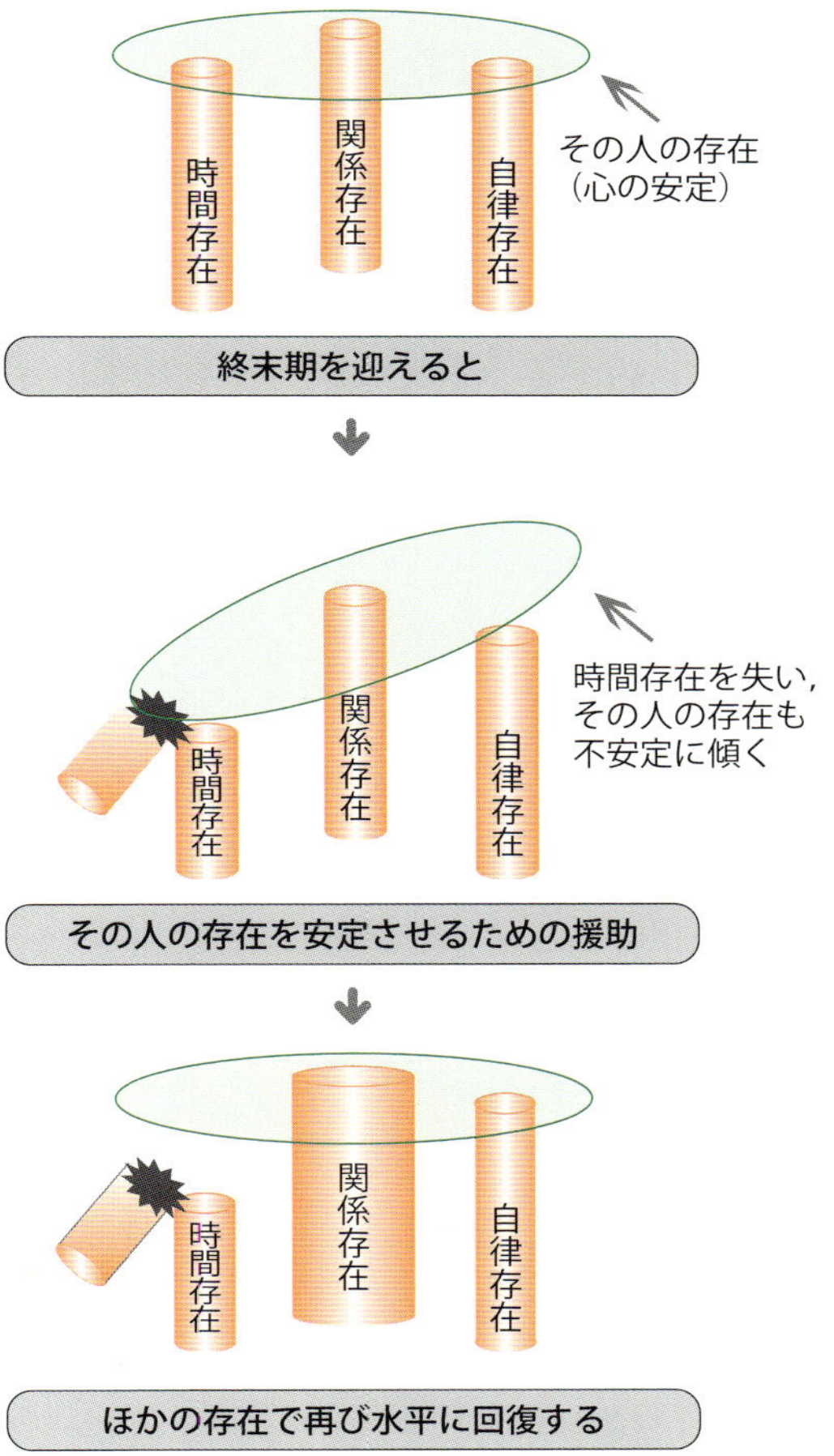

(13) 岡田安弘「医師に求められるもの」（カール・ベッカー編『生と死のケアを考える』法蔵館、２０００

存在」、「自立存在」の三つの柱からなるとし、日ごろ健常時には人の意識には上ってこない。しかし自分が危機的状況に陥ったとわかった時、強く意識するようになり、その三つの柱の安定性の崩壊が自我の苦悩の原因である[14]（図3）。

こころのケア

1967年、英国の医師、シシリー・ソンダースは、死に直面した患者さんの「からだ」と「こころ」の両者への医療行為、ホスピス・緩和ケア医療（以後、緩和ケア）を提唱した[15]。

この緩和ケアという医療分野は、「からだ」のケアだけでなく「こころ」のケアを重視することに特徴があり、人の「こころ」の構成要素のひとつとされる心理、精神、自我のなかでも、自我の毀損から発生する苦悩を、客観的に診断し治療しようとする試みである。

緩和ケアとは

深刻な自我の苦悩にいかに対応するか。

シシリー・ソンダースは、その治療においての理論的根拠として、精神科医エリ

(14) 村田久行「アセスメントとケアのための概念的枠組みの構築」（『緩和医療学』5巻2号、先端医学社、2003）

(15) 柏木哲夫『生と死を支える――ホスピス・ケアの実践』朝日新聞社、1987

ザベス・キューブラー＝ロスの「死の受容に関する五段階説」を採用した。この理論は、がん患者の臨死時の「からだ」と「こころ」の変動の詳細な分析により、人は自己の死を受容するまでに「こころ」は5段階の過程をたどるというものである。それは、第1段階・否認と孤独、第2段階・怒り、第3段階・取引、第4段階・抑鬱、第5段階・受容であり、その過程で、①身体的痛み、②精神的痛み、③社会的痛み、④自我の痛み（苦悩）の4種の痛みに苛まれると指摘する[16]。

シシリー・ソンダースは、まず身体的苦痛をできる限り軽減させることが最重要であり、そのために中毒にならない麻薬を含む止痛剤の投与法を考案した。そして、充分な疼痛緩和後に精神的、社会的な不安を取り除く努力を行い、積極的傾聴によって自我の苦悩を軽減させるケアを提案した。

その積極的傾聴とは、「苦しむ患者さんのそばにつねに座り続け、手を握り、からだをさすりながら、あるいは肩に手を置きながら、ひたすら耳を傾け、そして相手の状態に共感し受容すること」であり、そのケアによって患者さんのこころは徐々に安らぎ、自我の苦悩は軽減していく、という。

そのケアを行うためには、①患者さんを一人の人間として尊重し、②様々な苦しみを和らげ、③できるだけからだに負担がかかる治療を避け、④家族のケア、死別の悲しみへのサポートも行うために、⑤多種の職種によるチーム医療が必要である、としている。

(16) エリザベス・キューブラー＝ロス著、鈴木晶訳『死ぬ瞬間——死とその過程について』読売新聞社、1998

緩和ケアは、あまりに唯物論的な客観主義に傾いた医療に精神性を、あまりに主観的すぎた自我への対応に論理性を、導入あるいは加味しようという試行であると考える。その後、この緩和ケアは普及して、現在では一般社会においても認知されるようになった。

「からだ」に対する疼痛緩和は半世紀は目覚ましく進歩して、一般病棟、さらには外来、在宅でも可能な治療になり、緩和ケア施設の専売特許ではなくなった。「こころ」に関しても、心理学、精神医学の発展によって、それぞれ論理的な対処、治療が可能になってきた。一方、自我の苦悩への対処に関しては傾聴が主体であり、実態として充分に進歩したとは思えない。この手段だけで緩和ケアの最終目的である自我の安定をもたらすことができるであろうか。

緩和ケアの問題点

元来、医療者には「スピリチュアリティ」という言葉自体なじみが薄かった。今回「自我」と定義したこの言葉は、もともとキリスト教を由来とする言葉であり、その苦悩「スピリチュアルペイン」、それに対する対処「スピリチュアルケア」も信仰の場で使われた用語である。ホスピスという言葉自体がキリスト教用語であるだけではなく、ホスピス運動の創始者シシリー・ソンダース、理論的主導者エリザベス・キューブラー＝ロス自身、敬虔なキリスト信徒であり、キリスト教の教義がこの運動の背景にあるのは自明のことである。医療に関係があるとしても、精神科の治療的行為の一部と考えられていた。

一般論として、スピリチュアルケアと宗教的ケアは別個のものとされているが、お互いに重なり合う部分も多い。そもそも、ホスピス活動は自然科学的な論理的理解によって自我の苦悩を把握し対処しようという試みであり、宗教色を希薄化しようとする試みでもあった。しかし、無機質で客観性だけを重視した環境下で自我の苦悩を捉え、そのケアを実施することは可能だろうか。

哲学者・中島義道は、自己の親族の体験から、「例えばキリスト教といった背景のないところで、『死の準備教育』をするのが大変難しいことはわかります。これは、まったくの宗教的な背景のないホスピスにおける患者の扱い方の難しさにつながりましょう。私の親戚や知人がここ数年のあいだ3人もホスピスに入り、以後デーケン氏*の講演会に参加したり、ホスピス関係のいろいろな本を読みあさったり、ホスピスの内部を観察したりして、このごろ漠然と思うことです。義父の入ったホスピスはカソリック系のもので、病院の庭にはヨハネの『死は復活なり。生命なり』という言葉が刻まれた彫刻があり、窓からは教会の十字架の屋根が見え、何となく救われる気持ちがしました。こうしたものすべてがないところで、すなわち来世の信仰のまったくない雰囲気のところで、患者が残り少ない日々を何にすがって生きてゆけばよいのか、大きな疑問を覚えます」と述懐し、緩和ケアを行う施設に

デーケン氏　アルフォンス・デーケン。ドイツ生まれの司祭、哲学者、上智大学名誉教授。日本における死生学の開祖。

はある程度の精神性を感じる雰囲気があった方がいいのではないかとの感想を述べている。[17]

一方、自我のケアにおいて宗教色が濃厚過ぎるとか、病人に対し優位な立場にいる医療者の意識が前面に出すぎても、緩和ケアのパターナリズム、緩和ケア施設の病院化、ひいては患者を閉じ込めることにつながらないだろうか。

長年緩和ケアに携わってきた岡山の開業医・加藤恒夫は、そのような疑問から緩和ケア病棟を閉鎖し、一般病棟・在宅での緩和ケアに方向転換している。あまり緩和ケア医療が精神性重視に傾くと、一般的な臨床医としては違和感をいだく。

呼吸器科専門医・里見清一は「ホスピスケアをする医療者は、『やりすぎる』現代医療のアンチテーゼのようなところもあって、とにかく抗癌剤もしない、手術も放射線もしない、輸血もしない、それが嫌なら受け入れないという施設が非常に多い。特にナースサイドにそういう教条主義的なのが結構いて、医者がコントロールできないところではそれが施設の方針になっている。私はこういうのをタリバンホスピスと呼んでいる。最近はさすがにやや下火になってきたということであるが」と、指摘する。[18]

哲学者・辻内琢也は、「苦悩する人の相談を受けると称しつつ、実はその人の人生を死後の世界まで支配してしまう宗教者が持つ権力性を師牧者権力という。今後、スピリチュアルケアと称し、医療者が、スピリチュアルな世界を中途半端に勉強し、

(17) 中島義道『哲学の教科書』講談社、1995

(18) 里見清一『偽善の医療』新潮社、2009

この師牧者的宗教者の役割を演じようものなら、それは大きな間違いだろう。そして医療者は医学の専門家であっても、病苦や死の経験の当事者ではないということを謙虚に受け止め、自分の価値観に基づくスピリチュアリティを開示しつつ、患者の病苦の物語にしっかりと向かいあうべきである」と、耳の痛い指摘をしている[19]。

実証的医学の立場に立つと、自我に対するケアというのはつかみどころがなく、難しい。ケアの効果を客観的に判定しづらく、評価も主観的になりやすい。病気が重ければ、当然病状は進行するので、使用する麻薬の量も増えるだろうし、最終的に死を受容するというのも、麻薬による多幸感がなせる業ではないかとも思うことがある。

患者さんの大半は、日頃は精神や自我に関する思考に慣れていない。どのようなケアをすべきか、多くの緩和ケア施設で苦慮しているのが現実であろう。

具体的なスピリチュアルケアへの援用

患者さんの生活環境について

冒頭に紹介した患者さんへのケアについて、私の考えを述べたいと思う。

患者さんは、30歳代前半の大工さんだった。

(19) 辻内琢也「スピリチュアリティへの医師の関わり」(『病院』64巻7号、医学書院、2005)

青春時代、必ずしも家族的に、経済的にも恵まれず、低学歴であったが、大工の素質があり、若くして工務店の班長としてその腕が認められ、将来独立してもやれるといわれていた。毎日、仕事、家庭の両面で楽しく、充実した生活を送っていた。

ようやく、人生に燭光が見えてきた矢先、日頃、宗教的に無縁な環境で生活し、精神的にもなんら準備のない状態で、突然、重篤な致命的疾患に罹患した。

入院時から死に至るまでの「からだ」と「こころ」の変動

彼の「からだ」と「こころ」の病態の推移を、Ⅰ病初期、Ⅱ病中期、Ⅲ病晩期の3期に分け、各時期の象徴的な彼の発言をもとに、前出のシシリー・ソンダースとエリザベス・キューブラー＝ロスの考え方で分類する。

がん末期の患者さんの多くは、第1段階　否認と孤独、第2段階　怒り、第3段階　取引、第4段階　抑鬱、第5段階　受容、という経過を辿り、その過程で、身体的痛み、精神的痛み、社会的痛み、スピリチュアルペインの4種の苦痛を感じる、という。

［**Ⅰ　病初期**］「からだ」の症状はまだ軽く、まだ「こころ」もまだ均衡した状態

「じゃあ、入院してもう少し検査しましょうか。そして点滴でもして体力をもど

しますか」という主治医の提案に対して、

Ⓐ「先生、どれぐらいかかるんですか？　子供もいるし、生活もあるし」と問い、

Ⓑ「自分はひょっとして悪い病気ではないでしょうね」と、不安げに質問し、

Ⓒ「でもこんな若いから、まさかがんなどの重い病気にはかかってないですよね」と発言している。

これらの訴えは自分の病態が軽いことを期待し、この自分がまさか重大な疾患に罹患するはずはないという「否認」、そして入院することによる経済的不安、家族に負担をかけることへの心配、そして何でこの自分がこのような状態にならねばならないのかという「理不尽さと孤独感」を示す訴えである。典型的な第1段階の状態と判断されるが、これらの不安感が主体とする苦悩の複合によって、彼の「こころ」の中に自我の苦悩が徐々に醸しだされつつあるが、まだ軽度であり自制内であると推察される。

［**Ⅱ　病中期**］「からだ」の状態悪化とともに、「こころ」は毀損する

Ⓓ「痛いよう、痛いよう。殺してくれ。家に帰る」と大泣きし、感情の抑制が難しくなり、

Ⓔ「先生、どうかならんとね。あんた、治し方を知らんちゃないと。もうちょっと上の先生と相談して、腹を開けるなら開けるごとしてよ」と怒り、

Ⓕ「子供小さいし、これから金がかかるし、それと仕事もまだ終わっておらんし、先生、どうか治らんかいな」とか、

Ⓖ「先生、さっきは悪かった。痛くてたまらん。早よう死んだほうが自分もかみさんも楽になるんやけどなあ。どうかしてくれませんか」と懇願し、

Ⓗ「もう、どうでもいい。もう、どうでもいい。もう、どうにもならんとやろ。先生も、だれでも信用できん」と、泣き声で呟く。

膵臓がんと診断が確定したころ、疼痛や腹水などの「からだ」の病状の著明な増悪とともに、「こころ」の毀損が進行し、訴えの程度が増悪している。当時の通例として本人には病名の告知をしなかったことによって、患者さん自体が自分自身の正確な状態を把握できずにかえって不安感が増大したこと、また当時、止痛技術が未発達であったために充分なる止痛ができなかったことから、Ⓓのような極端ながん性疼痛によって自我の毀損は促進され、その極度の不安感、絶望感から、Ⓔ、Ⓕ、Ⓗのような重篤な苦悩の存在を示す表現が表出している。

Ⓓ、Ⓖは第2段階「怒り」であり、暗に自分の生命の短縮させることを求めるようなⒼは、第3段階「取引」と判断される。

この病期においては、自分の状態が、自分が考えていたよりも重篤な状態であることを自覚するために、自我は毀損し、自分自身の言動の抑制が不能になり、強度な自我の苦悩の表現が吐露されるようになる。

この時期において自我の苦悩の内容は、
家族に関して①入院費を含め家族、特に妻には多大な負担を強いている。
②妻、幼い子供を残して死ななければならない。
③少しでも長く家族と一緒にいたい。
病気に関して①普通の小市民的な生活をしていたのに、どうしてこの自分がこんな病気に罹らなければならないのか。
②死にたくない。
③治療してどうにか治りたい。
④特効薬はないものか。
⑤もう少し、居心地のいい環境で治療したい。
仕事に関して①仕事のことが気にかかる。
②特に完成まぢかであった注文住宅を完成させたかった。
死、死後に関して…いったい、死んだら自分自身はどうなるのか。
と多様であり、これらの彼の「こころ」に充満する自我の苦悩への適切なる対処が必要である。

[Ⅲ 病晩期]「からだ」と「こころ」はともに極限状態

無表情になるとともに発言が極端に減少し、主治医や家族の問いかけに対して、

Ⓘ「なに？　何も言いたくない」と、無反応または無視するようになり、すぐ落涙し、

Ⓙ「……」と、何を言っているか分からない状態になる。

そして最終的には昏睡状態に陥り、突然死する。

これは第4段階「抑鬱」の状態であり、自我が荒廃した状態である。そのための思考停止であると考えられるが、麻薬や向中枢神経薬などの影響の可能性も思慮される。

彼は第5段階「死の受容」までには達していなかったと考える。

分析

現在、わが国においては、末期がん治療の臨床において多くの症例では、この患者さんのように日ごろから精神的にほぼ白紙の状態で、突然、「からだ」の重篤な状態に遭遇すると、「こころ」は強く動揺する場合が多い。しかし前述の哲学者・岸本英夫や物理学者・戸塚洋二の自己描写ように、内心では強く動揺しているにもかかわらず、多くはこの患者さんのように、家族を含む他者に対して、自分の感情を強く表現し苦悩を主張することは少ない。

この理由として、あからさまに自分の弱みを他者に見せたくないという日本人特有の国民性、あるいは彼の「こころ」の毀損の程度が、まだ他者や家族を心配させ

たくないという理性的な抑制が働く段階であった、と推察される。

病初期、この患者さんは表面的には苦悩の程度が軽いように思われたが、病中期になると、止痛の不充分さと相まって、箍《たが》が外れたような爆発的な自我の苦悩の湧出が起こっている。

これは、その状態の把握の失敗である。

なるべく早い時期から積極的に傾聴を開始し、患者さんの自我の苦悩の内容や程度を的確に把握することが必要であり、その増悪を予防すべきである。

そのためにも、病初期から患者さんの身体的苦痛、精神的、社会的な負担をできる限り除去することが重要である。シシリー・ソンダースも「もし私ががんの末期になって、病院に入院した場合、一番望むことは、精神科医が不安を聴くことでも、牧師が痛みが早く治るよう祈ることでもなく、痛みを的確に診断し治療できる医師が来てくれて、迅速に痛みを取ってくれることである」と指摘している。

傾聴

緩和ケア医療の主体的ケアは積極的傾聴とされている。

では、積極的傾聴とは何であろうか。

患者さんの自我の苦悩の程度の把握も傾聴であり、自我の苦悩へのケアの手段も傾聴である。それは、単に患者さんの訴えを聞き、それを理解するだけの行為ではない。

積極的傾聴とは、言語、生活習慣などを共通の環境において、哲学や信仰を含む思考上、さらには感性上、緩和ケアをする人たち（医師、看護師だけでなく、ソーシャルワーカーなどのスタッフ及び家族や知己等の緩和ケアに携わる全ての人々、以後「施療者」）と患者さんの間で、ある程度の共通認識がある状態で行われる治療行為であり、施療者が患者さんの「こころ」の自我からのシグナルを一方向的に受信する行為ではなく、施療者の安定した「こころ」から送られるシグナルを患者さんの悩める「こころ」が感受して、施療者と患者さんの「こころ」が相互に交信するあいだに、患者さんの「こころ」が癒され修正され、最終的には自己の死を受容する、双方向性の行為であるという。

傾聴という行為が、思考や感性に共通性がある方がより有効とすれば、施療者と患者さんが同じ信仰を持つ方が有利ということになる。実際、シシリー・ソンダースは、長年のホスピスのサポーター（施療者）の多くはクリスチャンで、共通の信仰を持っており、「直接的に言わなくても、患者たちは信仰に到達することができるのです」と、傾聴によって患者さんが自然に死の受容を獲得するに至る効果のことを「証し」、それは「神の恩寵」であると述べている。[20]

しかし、傾聴が「施療者が、患者さんがひとりで悩み、感じ、表現したい不可知な根源的な苦悩に焦点を当てながら、患者さんの自我から流れてくるもの、呼びか

---

(20) 早坂裕子『ホスピスの真実を問う――イギリスからのレポート』文眞堂、1995

けてくるものを聞き、施療者と患者さん相互の内面の交流によって、患者さんの自分らしさの安定・回復や成長を支援する」ことであり、「患者さんが経験しているその『なにか』を、施療者が協力して意識化し言語化する共同作業(21)」と考えれば、施療者と患者さんとの間に信頼関係ができれば充分可能な治療行為と考える。

傾聴を円滑に行うには、施療者と患者さんの間で充分な意思疎通が基本である。幸い、わが国は言語がひとつであることに加えて、社会的な環境や通念が均一な社会であり、一般的な相互理解は可能である。両者間の意思疎通、一般生活上の概念の共有という条件は満たしている。

しかし、両者間の一般的な意思疎通ができたとしても、高度に発達した現代社会は思考、行動において極めて多様な個人社会であり、なかなか共感できる心情や思考の基盤形成が難しい。そのために患者さんはその毀損した自我の苦悩の表現に、施療者はその掌握に齟齬《そご》をきたす場合が多い。

また、患者さんにとって最も大きい問題は、やはり生命予後が極めて短いことである。緩和ケア対象の患者さんにとっては、死期が迫った時点で初めて死や死後について考えなければならなくなるという現実があり、そのこころの準備する時間的余裕がなく、また予備知識がないことからくる不安感によって強い自我の苦悩をおこしやすい。

さらに、施療者にとっては、その苦悩への対処の適性、能力が重要であり、それ

(21) 谷川洋三「仏教を基調とした日本的スピリチュアルケア論」(谷川洋三編『仏教とスピリチュアルケア』東方出版、2008)

を獲得するための知識と修練、熟練度と経験は必須である。そのために、ケアに習熟した施療者が少ないことも指摘されている。

現代社会でのスピリチュアルケア

臨終を前にしたゴータマ・シッタールダ

では、現代の日本人が感じる自我の苦悩へのケアは、どうしたらいいのだろうか。意外と思われるかもしれないが、私は、古代インドで仏教を開いたゴーダマ・シッタールダの行動が参考になるのではないかと考える。

生涯を通じて、特に臨終を前にしたシッタールダのこころは、極めて安定していた。

どうやってシッタールダは自我の安寧を獲得したのか。その要因は、第1に生老病死という人類の命題に対し普遍的な解答を得た達成感と、それに伴う諦観、第2に自分とこころを通じ合える多くの人々を得た安心感ではなかっただろうか、と考えている。

長くなるが、彼の行動と考え方を紹介したい。

若いころ、シッタールダは「なぜ、人は苦労しながら生きて、病み、そして死んでいく宿命にあるのか」という「生老病死」の命題に悩んでいた。

そして、なにひとつ不自由のない王族の生活を捨て、襤褸《ぼろ》着一枚、日に飯粒一粒の「一麻一米《いちまいちべい》」という過酷な修行も経験した。しかし、いくら「からだ」を苛めても、「こころ」の主体である自我の満足や安寧を得られないことを了解する。

そして、体力の限界から修行を中断し、ネーランジャラー河畔の菩提樹の下で端座していた時に、その川の流れを見て、突然、悟る。

すなわち、全ての事象は常に変化していくこと、諸行無常であり、永久不変なものはない。世間は相互の関連性で、人間は5個の構成因子の構成で成り立つ。前者を因縁、後者を五蘊《ごうん》（色《しき》、受《じゅ》、想《そう》、行《ぎょう》、識《しき》）の和合という。「からだ」は色受想、「こころ」は行識で成り立ち、「からだ」も、「こころ」も永久不変の存在ではない。そして、五蘊が解けることが死である。何人もいずれは消滅する運命にあるという、一種の諦観である。

「こころ」の本体である「自我の安定」が「涅槃《ねはん》」である。それに至るには、「からだ」と「こころ」の極端な状態を避けて、「中庸《ちゅうよう》」という平穏な環境を維持することであり、そして、「八正道《はっしょうどう》*」という日常の生活の充実であり、自己を信じること「自帰依《じきえ》」である、とした。

この考え方は、現代人の自然科学的な発想に近く、合理的であり、多くの現代の日本人にとっても理解可能な論理と思う。

八正道　仏教において涅槃に至るための8つの実践徳目で、正見、正思惟、正語、正業、正命、正精進、正念、正定のこと。

80歳代後半、シッタールダは自己の死期が近いことを自覚した。そして、身体的には「古ぼけた車が革紐の助けによってやっと動いている」状態であることを明言し、生まれ故郷へ最期の旅に出た。

まず、途中のヴェーサーリーというところで、再三、彼は「人生とは味わいの深いものだ」と発言をしている。それ以降、行動と発言には他者への心配りが顕著となる。

宗教学者・中村元《はじめ》は、これは釈尊の晩年になっての心境の変化とし、「人が死ぬとき、この世の名残を惜しみ、死に際していまさらながらこの世の美しさと人間の恩愛にうたれる。それがまた人間としての釈尊のありのままの心境であった」と推論している[22]。

そして、旅の途上のパーヴァーで、鍛冶工の子チュンダがもてなした茸や獣肉の料理を食べた後、大量の腸管出血を伴う食中毒になり、著しい脱水、低栄養状態によって急速な体力低下が起こった。これは高齢者にとって、最も危険であり予後が悪化する要因である。現代においてもインド大陸では、各地で細菌性食中毒の集団発生がしばしば報道されている。古代では衛生状態が極めて悪く、食材の保存と調理の環境が劣悪であり、その臨床症状から、細菌性の食中毒であった可能性が高い。

その後、旅を再開するが、ウバヴアッタナでいよいよ極度の衰弱で動けなくなる。

この間、身体的には極度の衰弱状態にあるにもかかわらず、シッタールダの言動、

(22) 中村元訳『ブッダ最後の旅――大パリニッバーナ経』岩波書店、1980

思索にはぶれがない。説法の中心は自分の信念であり、不可知の死後などではない。また他者に対する思いやりの発言が多く散見されるようになる。重症食中毒を引き起こして恐縮するチュンダには「与える者には、功徳が増す」と極めて寛大な言葉を、侍者・アーナンダには「長い間、お前は、慈愛ある、ためをはかる、安楽な、純一なる、無量の、身とことばとこころとの行為によって、向上し来れる人（ゴータマ）に仕えてくれた。アーナンダよ、お前は善いことをしてくれた」と、こころからのねぎらいの言葉をかけている。

臨終期のこの「こころの落ち着き」、「優しさ」はどこから来るのか。

ひとつは、人生における達成感、それと諦観ではないだろうか。

シッタールダは自己の死期を悟った時、前出のヴェーサーリーにおいて、「わが齢は熟した。わが余命はいくばくもない。汝らを捨てて、わたしは行くであろう。わたしは自己に帰依することをなしとげた」と言う。「生老病死」という命題に対し、自己のみならず他者を納得させることができる論理を獲得しえた達成感、満足感が、このぎりぎりの終末期におけるシッタールダの「こころの落ち着き」を生んだのではないかと考える。

もうひとつは自分とこころを通じ合える他者の存在ではなかろうか。

自己の教義を信じ、共感し、そして帰依し、同じ目的に向かって進む数多《あまた》の者たちを得た。共感する他者を得たことも、まさに入滅せんとするシッタールダの自我の安寧に多大に寄与したと思う。

緩和ケアの一例

現代人の自我の苦悩に対処する時、まず医学的に患者さんの「からだ」の苦痛、がんの随伴症状を充分除去すること、社会的負担を軽減されることは大前提である。そして、積極的傾聴をふくむ自我の苦悩へのケアには、目標の設定が必要と考える。

まず前述のとおり、残された短い時間の中で、患者さんに人生の達成感を持てるように徹底的に支援することであろう。積極的傾聴によって患者さんのこれまでの人生を紐解き、自分の存在によってできたことに対する自負、生き甲斐を再確認してもらうことである。

「からだ」の状態を考慮しながら、入院中であっても、ささやかな希望や、やり残していたことを実現させて達成感を感じてもらうことは、患者さんの自我の安定化、その苦悩の軽減に寄与すると考える。

この患者さんは、本来、その発言と態度から孤独を強く感じていた時期、第1段階と考えられるころからケアを開始していれば、第2、3段階での強い自我の苦悩の湧出を予防できたと思う。

当時、患者さんが苦しんでいた家族に関する苦悩中で、①のような経済的理由からくるものは、ソーシャルワーカーや社会的支援制度の活用で、ある程度解決できる可能性がある。

病気に関する苦悩の③④については、たとえ治療効果が望めない、または限定された効果しか期待できないとしても、彼の生きたい、少しでも治りたいという希求があれば、できる範囲の治療を実施することであろう。

⑤に対しては、施療者側の努力による環境の整備が肝要である。具体的には、入院においては多床室のように他人に気を使う必要がなく、自由度も居住性も高い個室の療養環境を提供すること、在宅で家族と生活する時間をなるべく長く確保するために、訪問緩和ケアができる支援環境を整えることである。

仕事に関する苦悩①②に対しても最大限の対応することが必要であると考える。具体策として、完成まぢかであった住宅建築の現場に一時的にでも復帰させ、実際の工事参加が無理でも、工事を眺めるだけでもいいから仕事の完成の達成感を感じてもらうなどの個別対応を行い、生きていてよかったという実感、充分感を感じてもらえるように援助することであろう。

そして、死と死後への苦悩の対処に最大の努力を行うべきである。それが緩和ケアの最終的な目的である。

元来、患者さんは楽観的な性格で信仰に関心がなかった、と家族は言う。しかし、妻は患者さんが最近ほとんど関心のなかった墓や寺のことを口にすると言う。これは患者さんの自我が宗教的な救済を求めるサインであり、このような場合、宗教者は当然関与すべきであり、そして彼が藁をも摑む気持ちで何かを信じる、または信じたいという状況と判断すれば、宗教的なケアを実施すべきである。

禅僧・南直哉《じきさい》は、「最後の土壇場になすべきことをなし終えたと思えるかどうかですな。ここで自己肯定ができるかできないか。腹の底から自分がなすべきだと信じたことをなし終えたんだと断言できるところまでいったら、この世における解脱だと思うんですよ」と言う。(23) 私も同感であり、患者さんが終末期であっても何からの達成感を感じ得るような支援を行い、そして患者さんがあきらめからでもいいから、「こころ」の平衡状態、すなわち自我の安寧を獲得してくれれば、シッタールダの言う「現世での涅槃」であると考える。

次に、患者さんのこころが通じ合う他者、彼の場合はその家族との接する時間、空間を得るように支援することであろう。親愛なる知己が絶えずそばにいることができるようにこころがけること、場合によっては一緒にこころおきなく泣くこともできる状況をつくることが肝要であると考える。

緩和ケアに携わる多くの施療者の経験からの感想は、終末期の患者さんのこころが穏やかになるのは「最期の時にまで寄り添って独りにしないこと」と発言している。インドのマザー・テレサの「死を待つ人の家」のスタッフも同じく「独りにしない、人のこころのぬくもりを感じてもらうこと」と、強調していた。(24)

(23) 茂木健一郎、南直哉『人は死ぬから生きられる――脳科学者と禅僧の問答』新潮社、2009

(24) 医療法人社団誠和会、社会福祉法人誠和会、ホスピス検討委員会編『こころのケア――ホスピス・レポート』海鳥社、2009

臨済宗の高僧から緩和ケア専門医になった対本宗訓《つしもとそうくん》は、自己の経験から、「死に往く患者の心を『安心』させたのは、専門医でも看護師でもチャプレンでもない。やはり伴侶や兄弟が四六時中ずっとそばに寄り添い、鎮静昏睡下でも決して独りにさせないことであった」と指摘し、「僧医の誓願は菩薩《ぼさつ》の行願《ぎょうがん》である。生老病死する己《おの》がいのちをそのままに受け入れて安心へと導くことである。この『安心』とは『安身』でもある」と言う[25]。

そして、この最後の時に、患者さんが、残された人生を最後まで精いっぱい生きたという達成感を実感し、家族だけではなく、医療従事者を含む他者がここまで自分にしてくれたと感じ、本当は死にたくはない、でも、ここまで治療したのに、自分のからだが自律できない状態になってしまった、あるいは自分の分身たるがん組織が自分の言うことを聞かなかったのであれば仕様がない、と達観すること、それが一種の諦め・諦観であっても、それを期待する。そして最期の際に自分を愛してくれている人たちが傍にいてくれる、一人じゃない。これも運命、仕様がないことなのかな、死ぬ運命としてあきらめようかと、患者さんが苛まれていた様々な苦悩から解放され、患者さんの「こころ」に内在する自我が充足され、そして安寧を得ることを期待する、日本的な緩和ケアではないかと考える。

---

(25) 対本宗訓『僧医として生きる』春秋社、2008

おわりに

緩和ケアを含む医療は、患者さんが「こころ」の安寧を得ることができるように、感情だけではなく的確な判断を行いながら多くの方々との共同作業で援助することだと思う。

最後に、私は医療に携わる者として、次のフレーズを紹介したい。

ゴータマ・シッタールダは謳う。

「究極の理想に通じた人が、この平安の境地に達してなすべきことは、次のとおりである。能力あり、直く、正しく、ことばやさしく、柔和《にゅうわ》で、思い上がることのない者であらねばならぬ。

足《た》ることを知り、わずかな食物で暮し、雑務少く、生活も質素であり、諸々の感官が静まり、聡明で、高ぶることなく、諸々の（ひとの）家で貪《むさぼ》ることがない。

他の識者の非難を受けるような下劣な行いを、決してしてはならない。一切の生きとし生きるものは、幸福であれ、安穏《あんのん》であれ、安楽であれ。

いかなる生物生類《いきものしょうるい》であっても、怯《おび》えているものでも強剛《きょうごう》な者でも、悉《ことごと》く、長いものでも、大きなものでも、中くらいのものでも、短いものでも、微細なものでも、目に見えるものでも、見えないものでも、遠くに住むものでも、近くに住むものでも、すでに生まれたものでも、これから生まれようと欲するものでも、一切の生きとし生けるものは、幸せであれ。

何ぴとも他人を欺《あざむ》いてはならない。たといどこにあっても他人を軽んじてはならない。悩《なや》まそうとして怒りの思いをいだいて互いに他人に苦痛《くつう》を与えることを望んではならない。

あたかも、母が己《おの》が独り子《ひとりご》を命を賭《か》けて護《まも》るように、そのように一切の生きとし生けるものどもに対しても、無量の（慈《いつく》しみの）心を起すべし[26]」

（スッタニパータ、213偈）

(26) 中村元訳『ブッダのことば――スッタニパータ』岩波書店、1984

資料

緩和ケア病棟開設まで

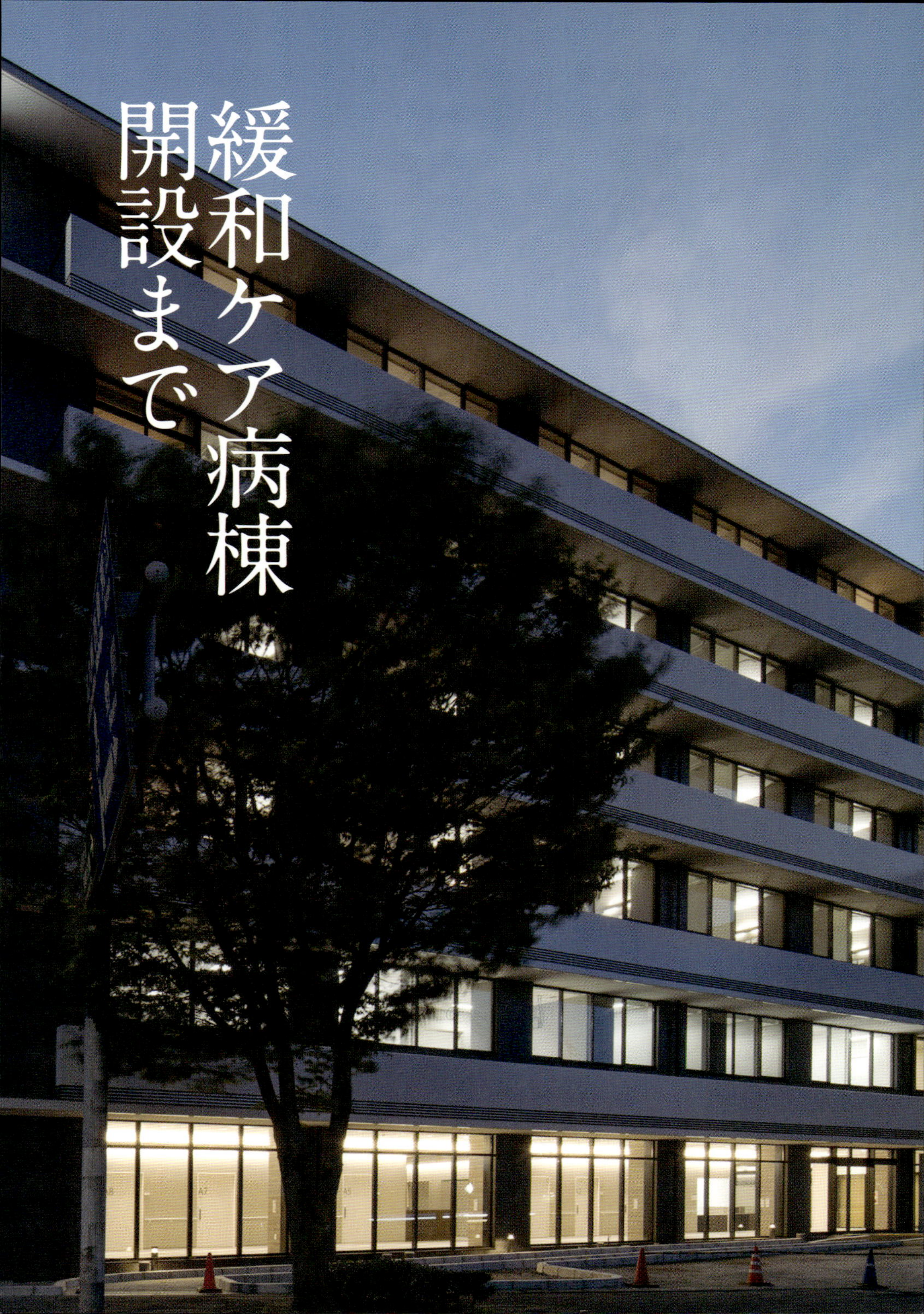

検討委員会発足の動機

１９８1年、がんが日本人の死因の1位になって以降、がん予防に対する多くの政策が実施されて、がん医療が進化した一方で、ターミナルケアへの関心も高まった。日本でのホスピスケアの提供は１９７３年から で、淀川キリスト教病院内の病床で行われた。その後、１９８1年に日本初の独立した病棟をもつ聖隷ホスピスが誕生。以後、緩和ケア病棟を有する施設が増加した。

当院でも、ホスピスの「こころのケア」のあり方とともに、スピリチュアルケアとそれを支える生死観などの概念を学び、ホスピスの必要性を検討するため、２００4年4月に職員の自主的な勉強会として発足。同年1年間を通し、「市民ホスピス・カウンセリング講座」の基礎講座を４名の職員が受講し、委員会の中心となり活動を行った。

２００4年3月24日

看護師の宗村佳美、内園益美、山口徳子と薬剤師の満岡さゆりが中心となって、院内に緩和ケア研究会を作り、その第1回委員会を開催。「終末期医療について学ぶ。メンタルケア、スピリチュアルケアについて学ぶ」を目標に次年度ホスピスボランティア研修会への参加を検討。また、アンケート調査の計画を行う。

4月

会の名称を「ホスピス検討委員会」と改め、目的を「終末期医療の研究、患者への精神的アプローチの勉強」とし活動。1年を通し、「市民ホスピス・カウンセリング講座」の基礎講座を４名の職員が受講。受講内容はその都度委員へ伝達し、全体で緩和ケアへの理解を深める。また、「日本ホスピス・在宅ケア研究会」会員の施設見学や緩和ケアに関する研修会等への参加を行った。

7月

委員会の目的として、緩和ケア病棟を開設することを目標とした。そのために、まず現在の日本のホスピスではどのような緩和ケア、特にこころのケアが行われているかを調べることにし、全国の134施設（当時）への「こころのケア」についてのアンケート調査を開始。

2005年

「市民ホスピス・カウンセリング講座」の基礎講座および発展講座を受講。委員会で受講内容を発表し、さらなる理解を深める。また、看護部を中核とし他部署を含めた緩和ケア勉強会としていくため、各勉強会への参加を強化。さらに、「こころのケア」のアンケート調査結果を日本死の臨床研究会で発表することを検討。施設での看取りに関する意見交換を実施。

2006~2009年

「こころのケア」についてのアンケート調査をまとめた本の出版を企画。しかし編集の過程で、内容を深めるためには、アンケートの集計だけでは物足りないこと、さらにホスピス開設を目標とするならば、実際にはどうような「こころのケア」が行われているのかを体験することは必須であるとの結論になった。そのために、国内外の施設の緩和ケアを視察および実際に体験することになった。

2007年~2009年

国内外の施設を選択し、医療法人と社会福祉法人の職員で分担し、色々な施設を視察した。

視察先

【国内】栄光病院（福岡）、淀川キリスト教病院（大阪）、聖隷三方原病院（静岡）、ひと息の村・グリーンスリーブス（福岡）、坪井病院（福島）、かとう内科並木通り診療所（岡山）、四国がんセンター（愛媛）、高槻赤十字病院（大阪）、長岡西病院（新潟）

【海外】プラバートナンプ寺エイズ患者収容施設（タイ）、ソウル峨山病院（韓国）、浄土ホスピス（韓国）、セント・クリストファー・ホスピス（イギリス）、ケンブリッジ広域医療組合ホスピス・アーサーランクハウス（イギリス）、サン・フレイ・センター（フランス）、ノートル・ダム・センター（フランス）、センムル・ホスピス・ハウス（韓国）、エヴァンゲリッシュホスピタル・福音協会ホスピス（ドイツ）、ニルマル・ヒルダイ（インド）、セント・フランシス・ホスピス（アメリカ）

2008年

委員会で、アンケート結果の集計およびホスピス施設の視察記録のとりまとめを実施。

2009年

委員会でアンケート結果および視察記録の原稿制作や校正作業を行い、2009年6月19日に『こころのケア――ホスピスレポート』を海鳥社より出版。出版後の検討会で、本院にホスピスを設置するためには、まだ諸条件が不足しているという意見が大勢を占めたため、しばらく基礎的な体制作りを行うことになった。

2010年3月

今後の緩和ケアの方向性についての情報収集として、看護師2名がホスピス発祥の地である英国にあるペニー・ブローン・キャンサー・ケア、ドロシーハウスホスピスケア、セント・クリストファー・ホスピタル、ガイズ・アンド・セントトーマス・ホスピタル、レイシャムホスピタルの5か所の施設にて視察研修に参加。「ホスピタリティ＝もてなし」という看護の視点からケアをすることが大切であると実感する。

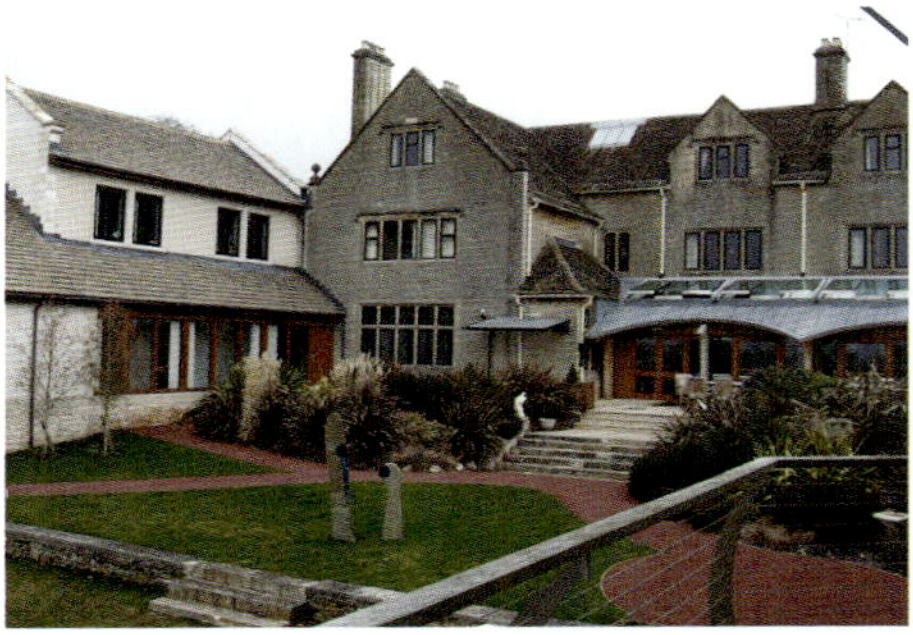

ドロシーハウスホスピスケア外観（2010年３月）

10月

ホスピス検討委員会の代表になった看護師・松崎が、米国ニューヨーク市のメモリアル・スローン・ケタリング・がんセンター（ＭＳＫＣＣ）にがん治療における最先端の診療と看護の視察に参加（19ページ参照）。

感想：がん疾患に対する専門的知識を持った他職種間との協力したチー

ム医療の必要性を学ぶ。また、①ケアを受ける環境、②患者・家族との信頼関係構築、③死に対する価値観や捉え方、④スタッフへの教育が必要であり、今後の課題だと実感する。

２０１１年６～11月

看護師・松崎、福岡県および県指定のがん診療連携拠点病院が主催する「がん看護に関わる看護師育成研修」を受講。「そばにいること」だけではなく「そばにいて客観的に患者を観察し、適切な看護処置をする」ことの重要性に気づく（21ページ参照）。

２０１２年８月

委員会で職員向けの研修会「緩和ケアの基本的知識」を実施。

11月～翌年３月まで

看護師を対象に緩和ケア看護師教育カリキュラムとして「緩和ケア」の勉強会を実施。

２０１３年９月

新病棟建設が決定したため、緩和ケア病棟設置に向けて福岡県粕屋郡の社会医療法人栄光会「栄光病院」を視察。

感想：ホスピス開設から長く、院内の雰囲気はゆったりとしており、看護についてはトップクラスと思われた。また、ベッドのまま出ることができる屋上や機械浴は必須であり、新病院建築に活かしたいとの意見が出た。

2014年4月

看護師・松崎、一般財団法人ライフ・プランニング・センター主催の「平成26年度第1回がんのリハビリテーション研修」に参加し、がんのリハビリテーションを行う際のチーム医療、看護師の役割を学ぶ。医師、事務、設計士の計3名が、新病棟建築のため、福島県郡山市の公益財団法人「星総合病院」、青森市の医療法人芙蓉会「村上病院」を視察。

5月16日

委員会で緩和ケア病棟の開始を見据え、委員の構成について検討（運用やチーム医療を考慮）。ホスピスを実際運営できるかの検討のため、他院での研修を計画。宗教色のない病院でも運営可能かを検討。

7月

緩和ケア病棟開設に向けて、看護師1名が星総合病院で研修。緩和ケア病棟運営の講義やカンファレンスなどの実地研修に参加し、個人の能力の高さの必要性を実感した。

9月

当院での今後の緩和ケアの方向性についての情報収集として、看護師1名、理学療法士1名が英国のロンドン、オックスフォードで包括的緩和システム施設、セント・ジョセフ・ホスピス、マギーズロンドン、ヘレン・ダグラス・ハウス、セント・ジョンズ・ホーム、ソーベル・ハウスの施設見学および研修に参加。イギリスと日本では社会の制度の違いや、ボランティアに対する認識の違いはあるが、死を迎えるにあたり何を提供していくべきなのかについては、常に考えていく必要があることを学ぶ。

11月

委員会の中で緩和ケア認定看護師の取得に向けての動きが出る。

2015年

新病棟建築に向けてホスピス病棟に何が必要か検討。また、機能や設備、診療体制、安全面やサービス面等についても協議を重ねた。さらに、看護師だけでなく各職種へネットワーク作りのために研修会やセミナー等への参加を促す。

6〜11月

この半年間、看護師・松崎、久留米大学認定看護師教育課程「緩和ケア分野」受講、病棟および在宅での専門的な論理的緩和ケアの看護を体得（29ページ参照）。

9月

NPO法人日本ホスピス緩和ケア協会に準会員として入会。

2016年

新病棟に緩和ケア病棟を開設することに決定。その準備室を設置、スタッフを選任し、その責任者および病棟医長に永井副院長、師長に松崎看護師と決定。

緩和ケア病棟立ち上げに向け、

①施設基準の検討（病棟理念や基本方針、入退院の基準の作成）

②緩和ケアマニュアル作成

③一般病棟入院中のがん患者対象のカンファレンス開始（1回／週12月～）

④緩和ケアに関する書籍の準備

⑤緩和ケア病棟視察見学の調整

⑥パンフレット作成

⑦在宅（地域）との連携準備

⑧『こころのケア』改訂版に向けた準備を開始

また、毎週病棟建設会議を実施。

6月

看護師1名、作業療法士1名が緩和ケア分野における最新の知見を得るため、日本緩和医療学会学術集会に参加。

8月

看護師・松崎、公益社団法人日本看護協会認定看護分野緩和ケアの認定看護師となる。

スタッフへの教育として、緩和ケアの看護師教育プログラムを計画、翌年からの研修会開催を院内へ周知。

11月

新病院の略図面が決定。６階を緩和ケア病棟とし、全個室、原則として個室料は取らないなどを決定。

２０１７年1月から

委員会で緩和ケアの看護師教育プログラムとして、基本的知識から苦痛の緩和方法、コミュニケーション・家族看護、臨死期のケア、チームアプローチについて全13回の研修を行う。

3月

医師１名、看護師３名、事務２名の計６名が、緩和ケア病棟開設準備に向けての情報収集を行うため、北九州市の社会医療法人共愛会「戸畑リハビリテーション病院」の緩和ケア病棟を視察。

4月

看護師2名、作業療法士1名が、ターミナルステージ（がんを治すことを放棄した時期から死亡するまでの期間）に沿った緩和ケアの研修に参加。治癒を目指す治療から、症状緩和を中心とした医療の選択や人生最期の日を迎える時の終末期ケアの対応とその関わり、また考え方を学ぶ。

医師、看護師、薬剤師の計３名が、仏教精神を理念とした独立型緩和ケア病棟においてのスピリチュアルケアの実際を学ぶため、京都府城陽市の一般財団法人本願寺ビハーラ医療福祉会「あそかビハーラ病院」を視察。

5月

看護師3名、作業療法士2名、理学療法士1名、事務1名の計7名が福岡県古賀市の医療法人聖恵会《めぐみ》福岡聖恵病院「聖恵ビハーラ」を視察。

感想：きめ細やかで穏やかな環境設定に感銘を受け、牟田病院でも「当院でよかった」と言われる緩和ケア病棟を築きたいと感じる。

6月

永井医師、あそかビハーラで実地研修を行う。

感想：自分の考えていた緩和ケアとあそかビハーラ病院で行われている緩和ケアには大きな差があることを痛感した。残り4か月でどこまでレベルを上げることができるか不安を感じた。今後は今以上に緩和ケア病棟の立ち上げに重点を置き、カンファレンスの内容、やり方を変え、看護師、薬剤師、管理栄養士、作業療法士、理学療法士との連携を強めるため、勉強会を頻回に行う必要がある。

看護師4名、事務1名の5名が、日本ホスピス緩和ケア協会九州支部大会に参加。ホスピス緩和ケアに関する知識習得とともに各職種の役割を学ぶ。

医師、看護師、作業療法士2名の計5名が日本緩和医療学会学術大会2017へ参加。

7月

医師、看護師3名、薬剤師、管理栄養士、理学療法士、作業療法士、医療相談員の計9名が、運営方法や他職種の役割への理解を図るため、福岡市南区の社会医療法人喜悦会「那珂川病院」の緩和ケア病棟を視察。

医師2名、緩和ケア病棟開設に向けて「こころのケア」に対し臨床宗教師（僧侶）の有用性を検討するため、西本願寺医師の会に参加。

看護師3名、あそかビハーラ病院での臨地実習（実際に病院や診療所、福祉施設へ行って実践的な臨床を学習する授業）を受講。患者さんやご家族との関係性の構築が重要だと学ぶ。

8月

牟田医師、あそかビハーラ病院視察。

感想：同院は京都府と奈良県の境にある単立型の浄土真宗が運営する緩和ケア病院。同施設は京都および大阪のベッドタウンとして発展した住宅街、その郊外の田園地帯にある。広大な敷地に平屋建ての施設が散在している。病室は自宅で生活している環境を前提にした設計で、各居室から庭に出ることができる構造になっている。構造が住み慣れた環境に近いと、不安感、せん妄を含むスピリチュアルペインの出現および程度が軽減されるとのこと。

心理学を専攻した浄土真宗の僧侶が常勤しており、日頃、心配事や心理的訴えに対して相談に乗っている。基本は傾聴、互いの信頼感が増すにつれて、次第に心が開いてくるが、急変し、もう少し早くから患者のためにできることがあったのではと悔やむことも多いとのこと。援助が必要な場合は他の職員と一緒に解決にあたる。患者が希望する場合、当然、仏教的なスピリチュアルケアを行うが、異なる宗教および宗派を希望する場合は、その希望を叶えるように対応するとのことであった。

9月

10月からの新病院での運用開始を控え、施設見学や研修会などを開催。また、看護師2名が終末期看護教育コンソーシアム（ELNEC-J）コアカリキュラム看護師教育プログラムを受講。病院では病棟の設備関係の工事が終了。中旬から各設備、機器の試験運用を行う。

医師、看護師、薬剤師の計3名が、福岡県八女市の公立八女総合病院企業団「みどりの杜病院」を視察。

医師、看護師、薬剤師の計3名が、佐賀市の地方独立行政法人佐賀県医療センター「好生館」を視察。

9月16・17日

新病棟内覧会を開催。

9月30日・10月1日

新病院への引っ越し。

10月2日

新病棟運用開始。

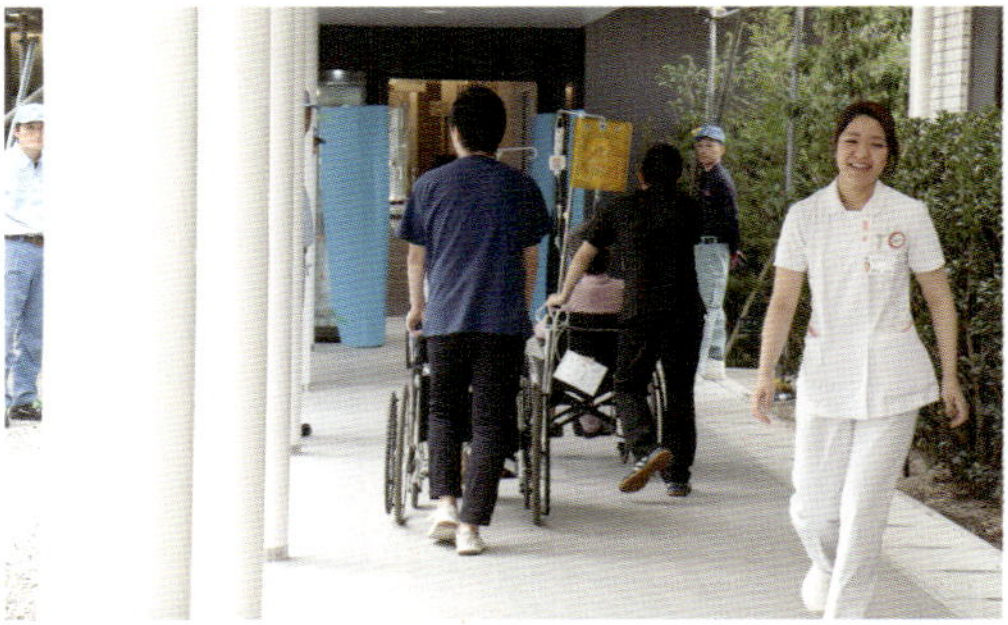

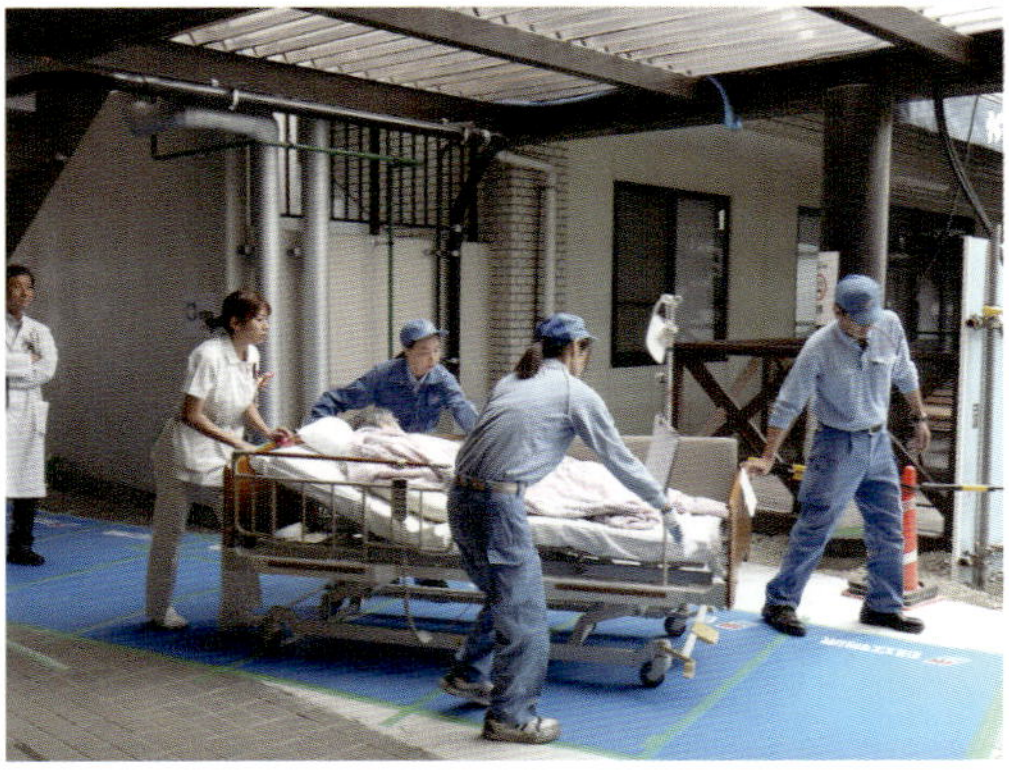

引っ越し風景

緩和ケア病棟紹介

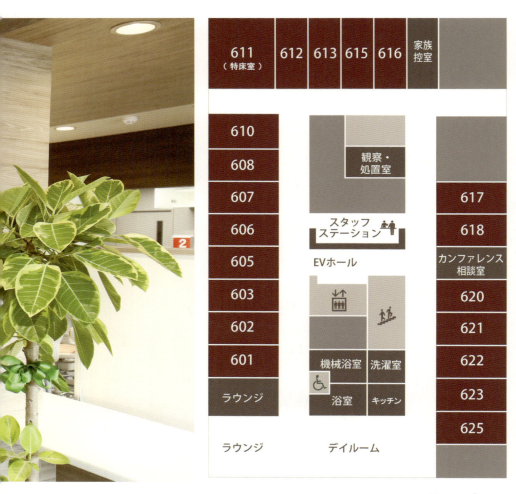

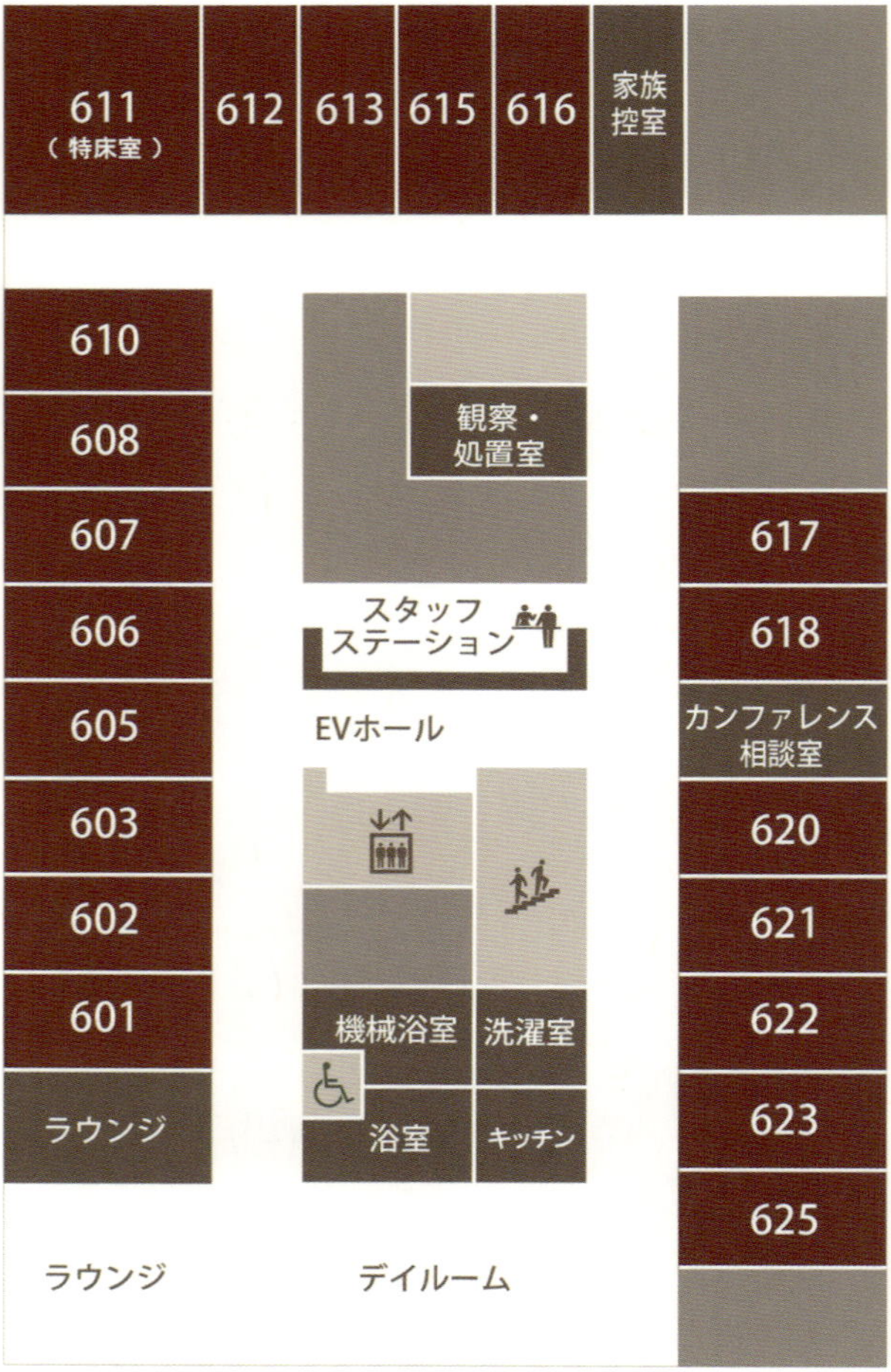

フロアマップ

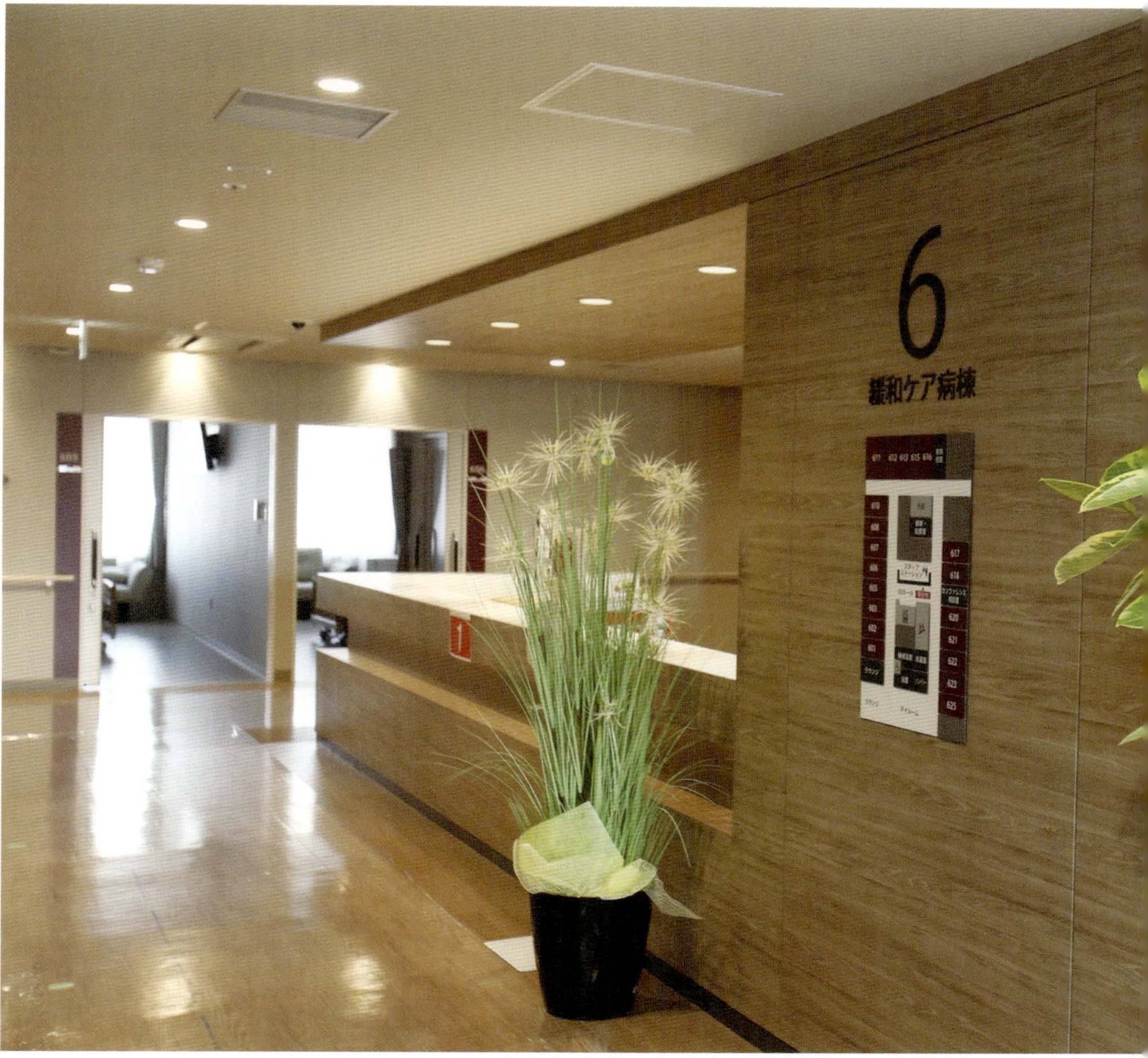

病棟入口

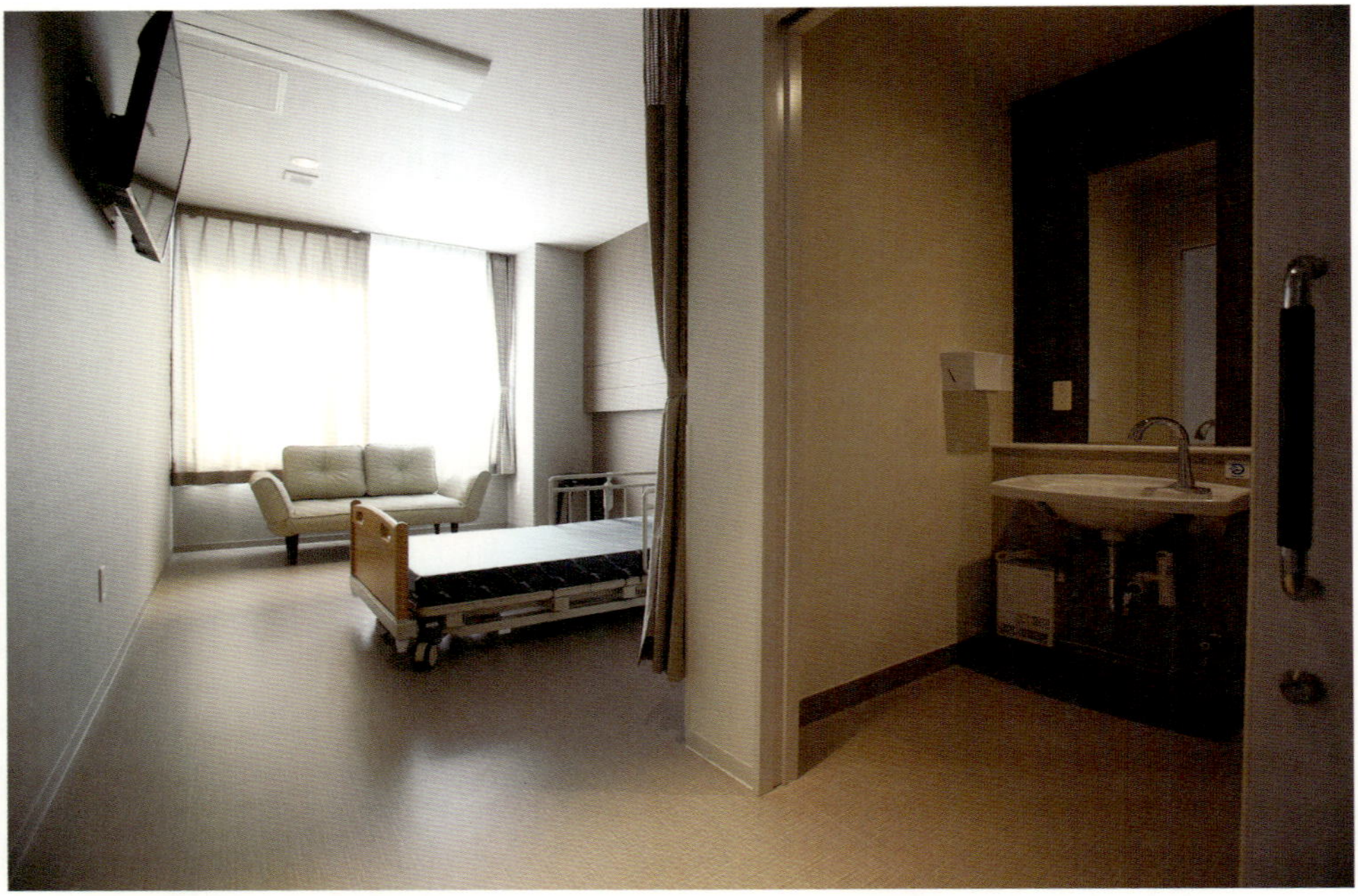

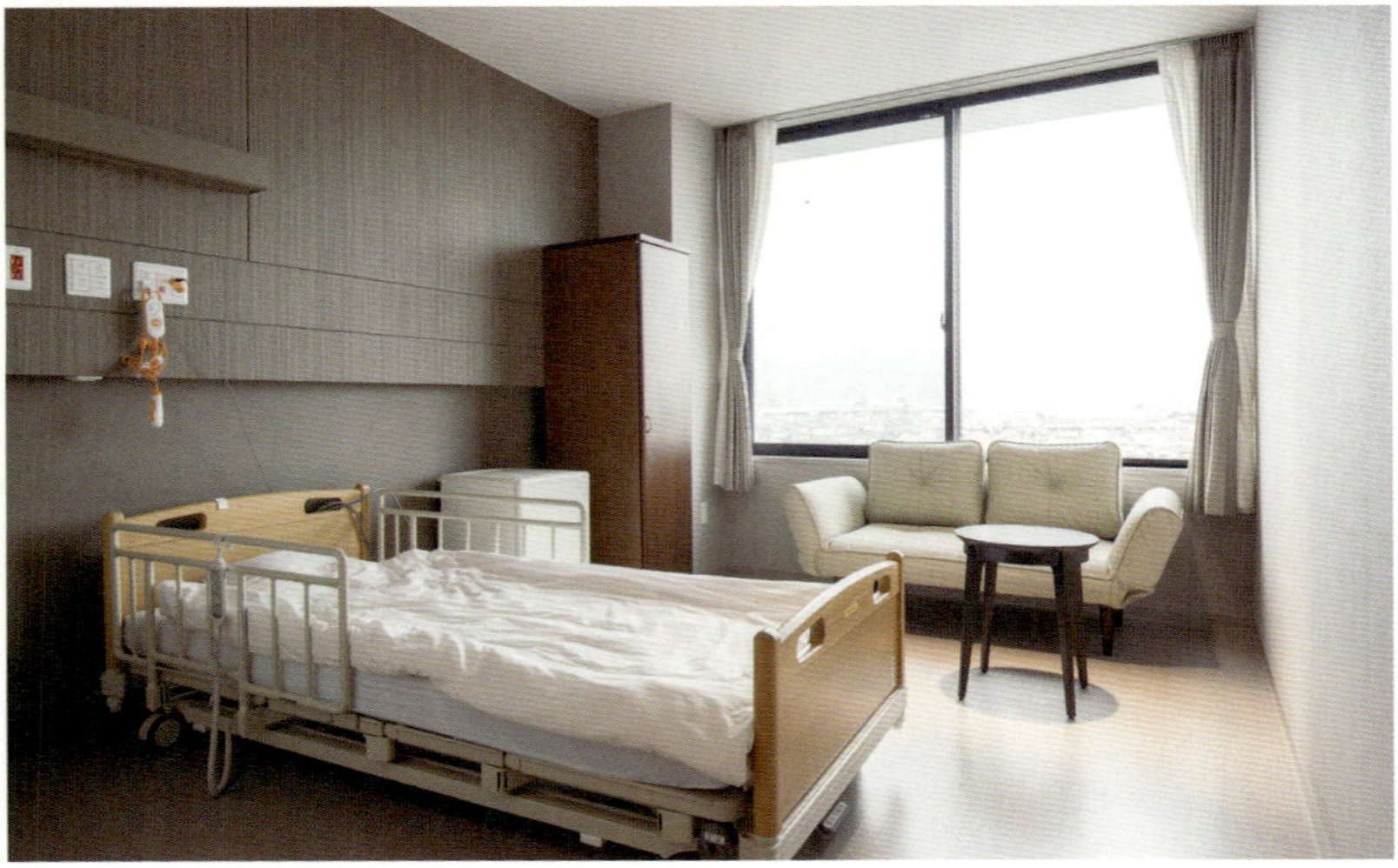

一般個室　患者さんとご家族にゆっくりとした時間を過ごして
いただけるように、すべての病室を個室にしました。

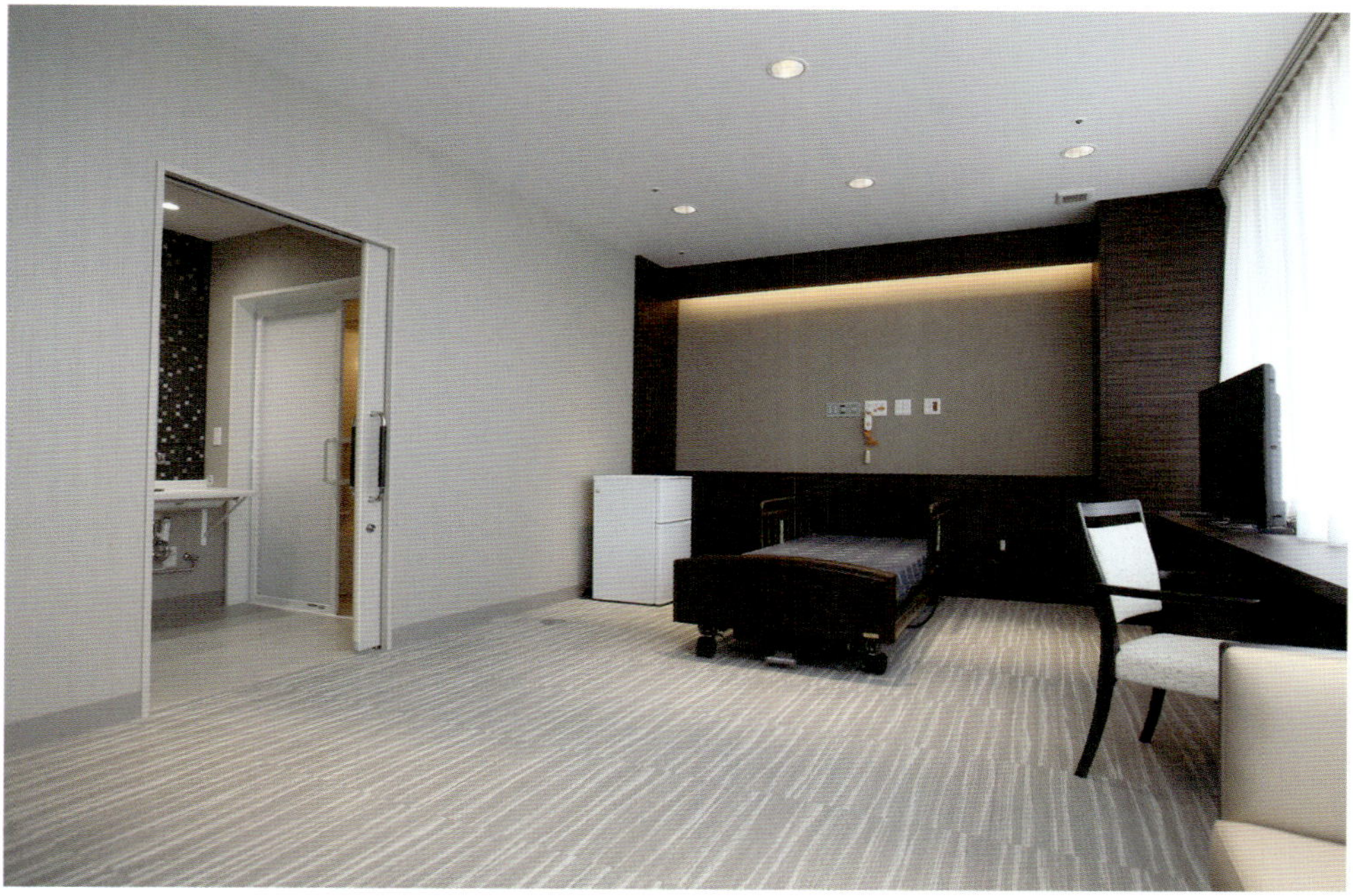

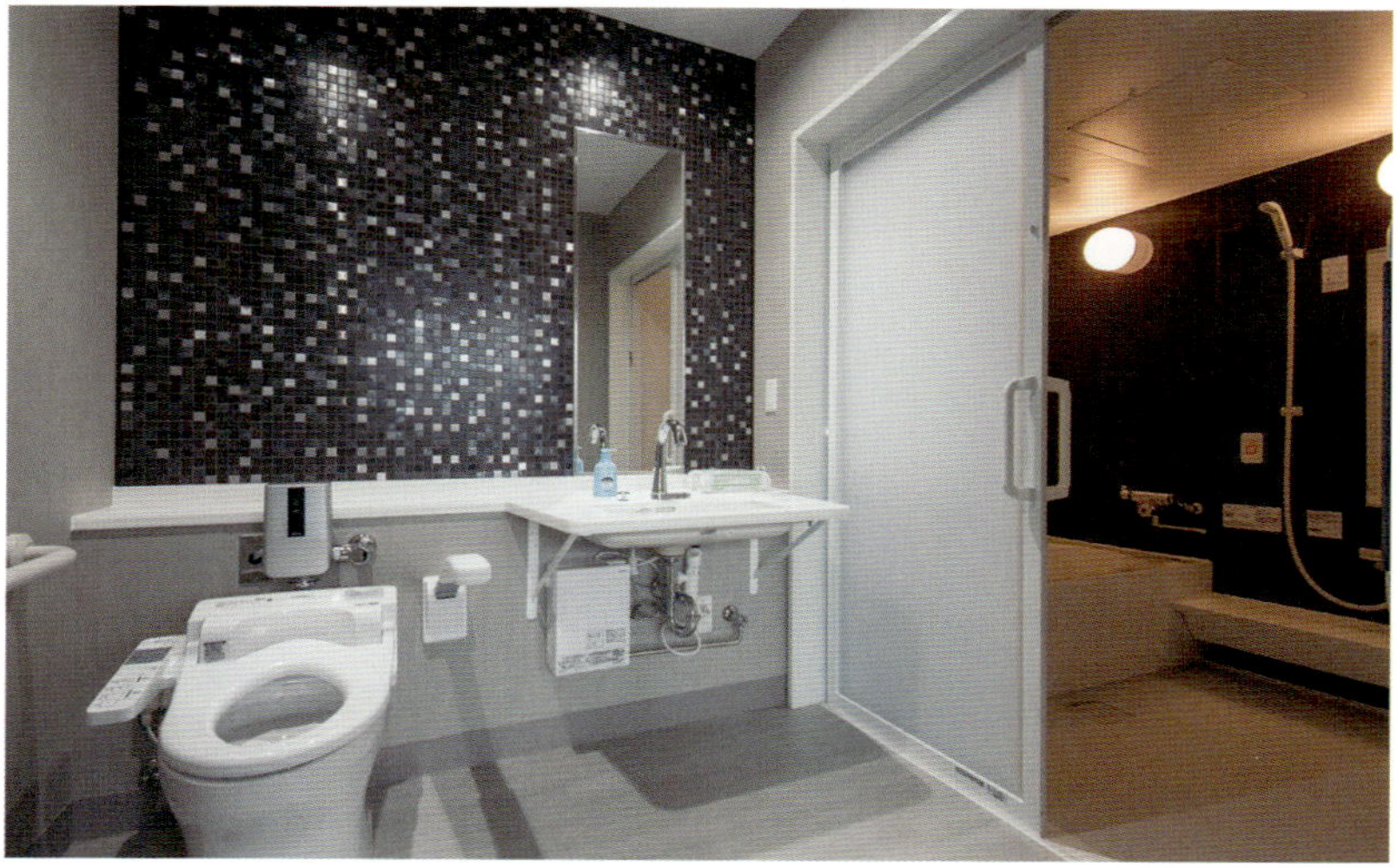

特床室（612号室）　特床室は、バスルームを完備。ご家族でのご入浴も可能です。

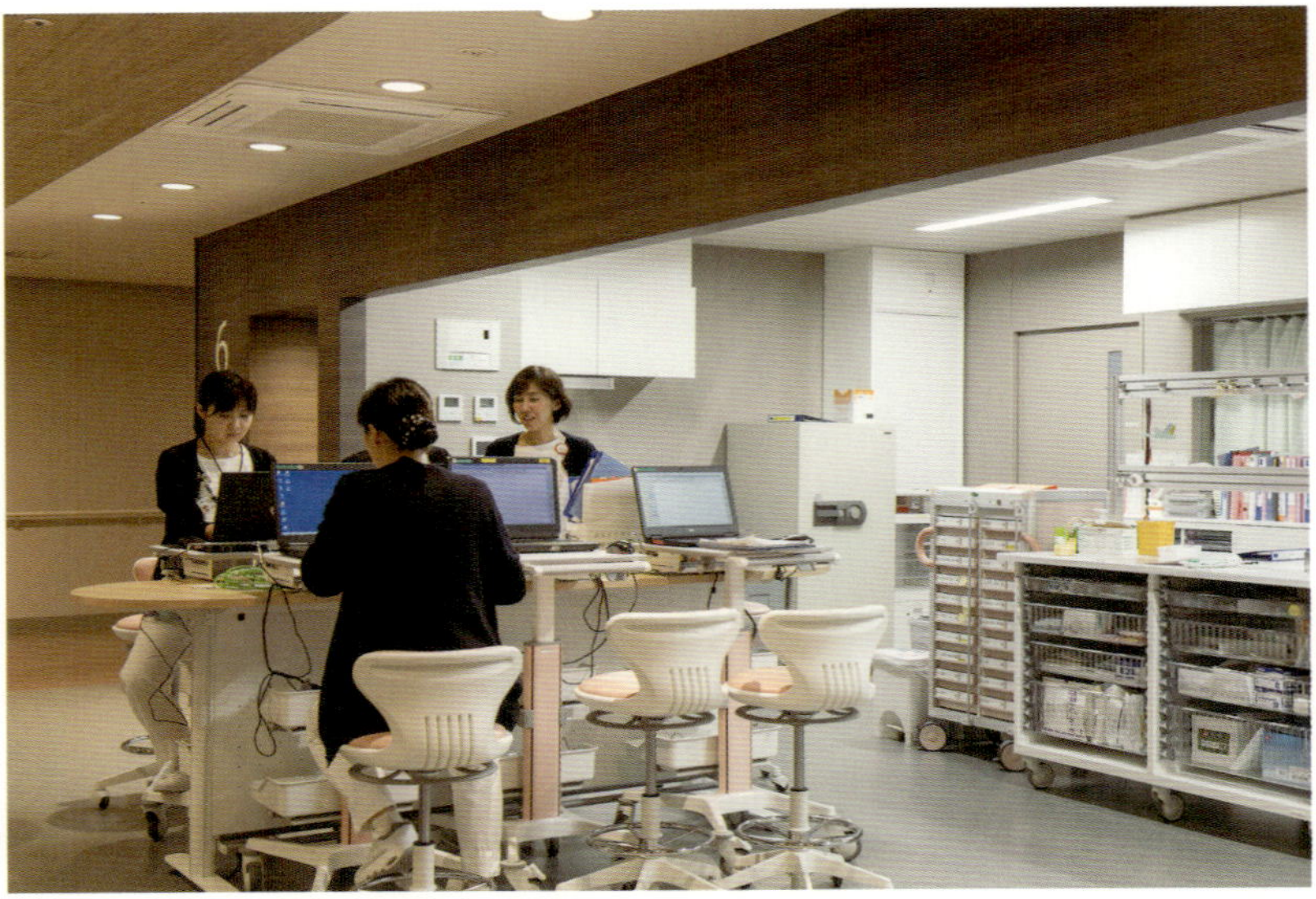

スタッフ
ステーション

季節を感じてもらうため、入口には、その都度飾りつけを行います（右下：クリスマス、左下：ひな祭り）。

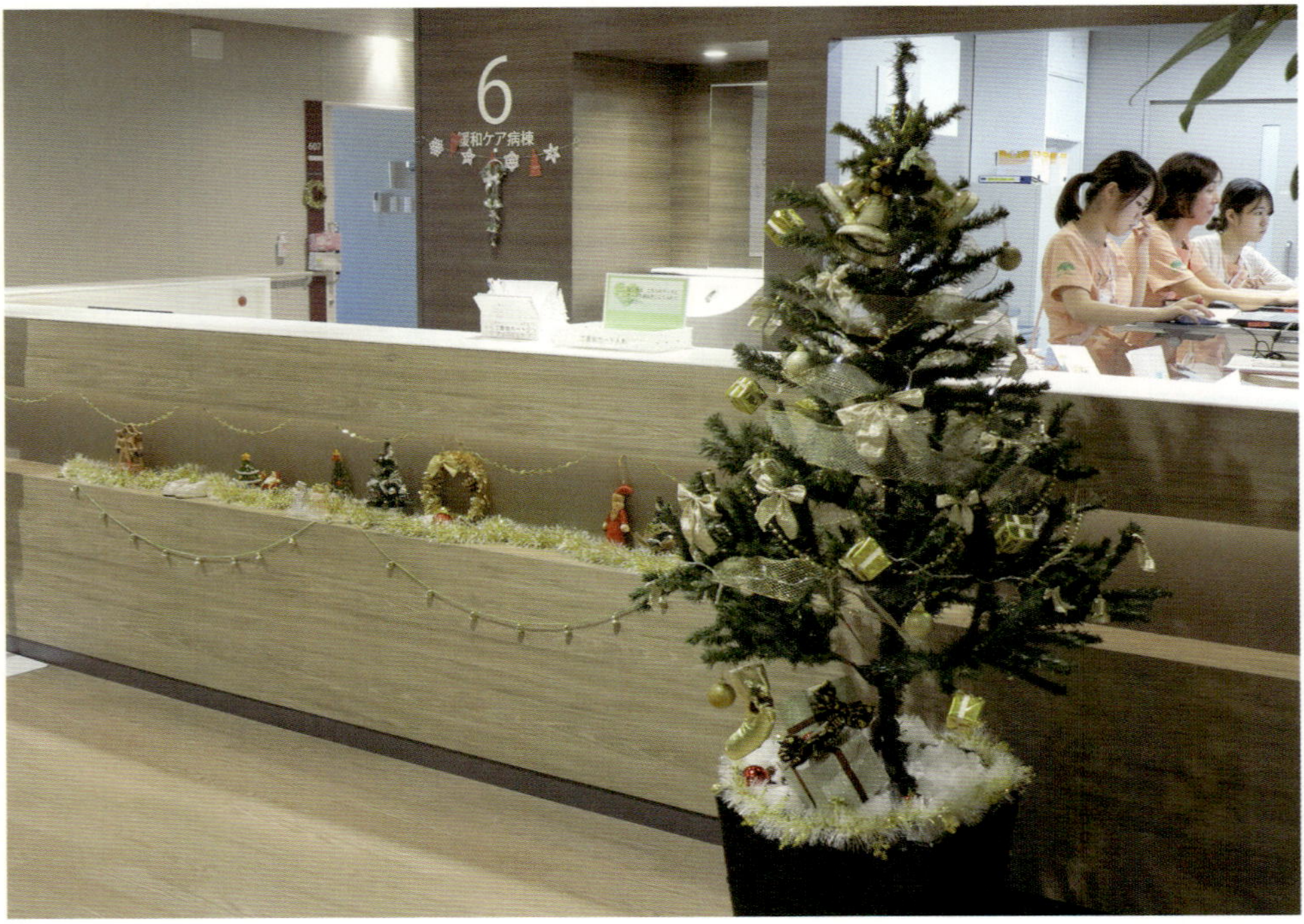

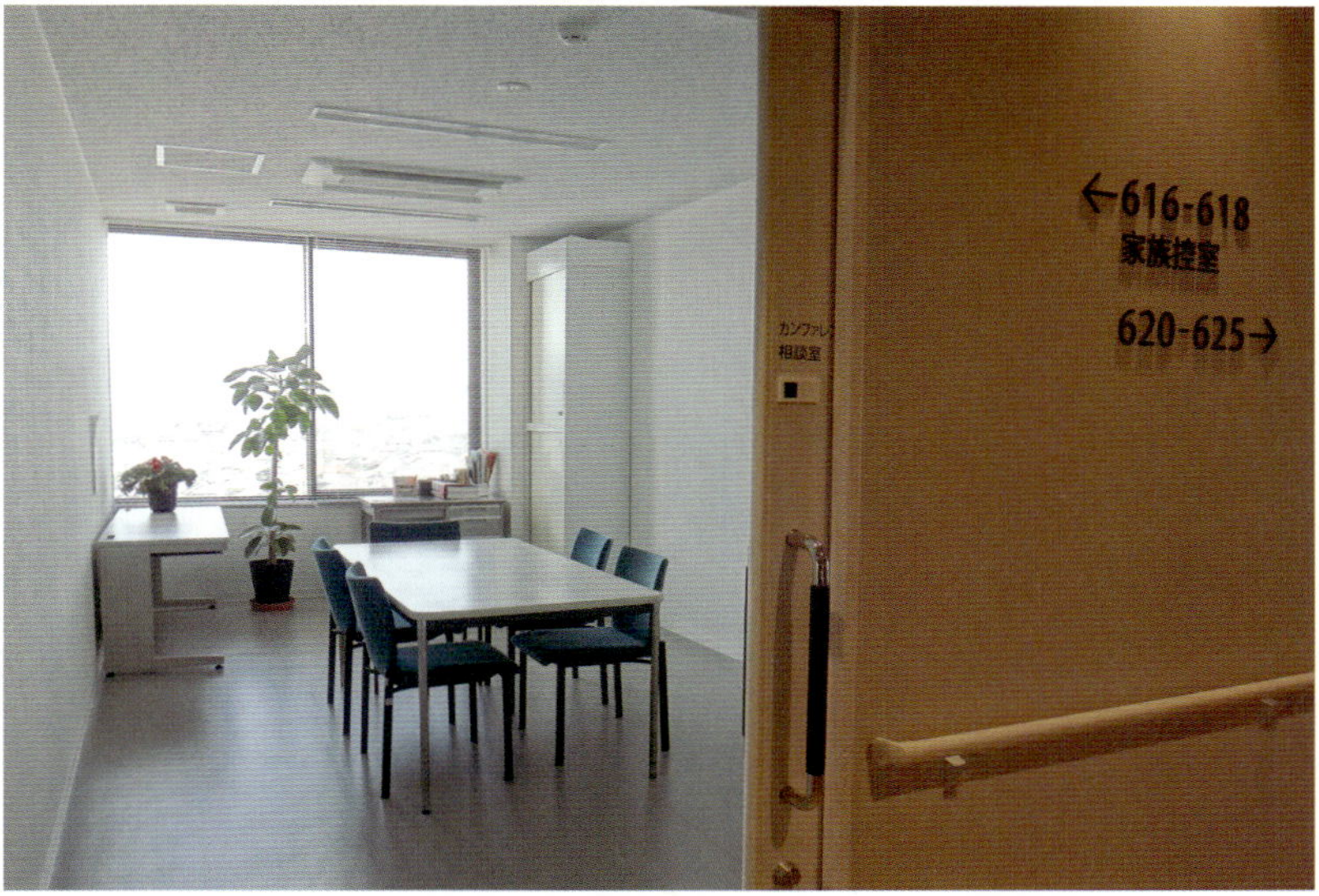

カンファレンス相談室　ご相談がある場合は、専用の相談室でお話しを伺います。

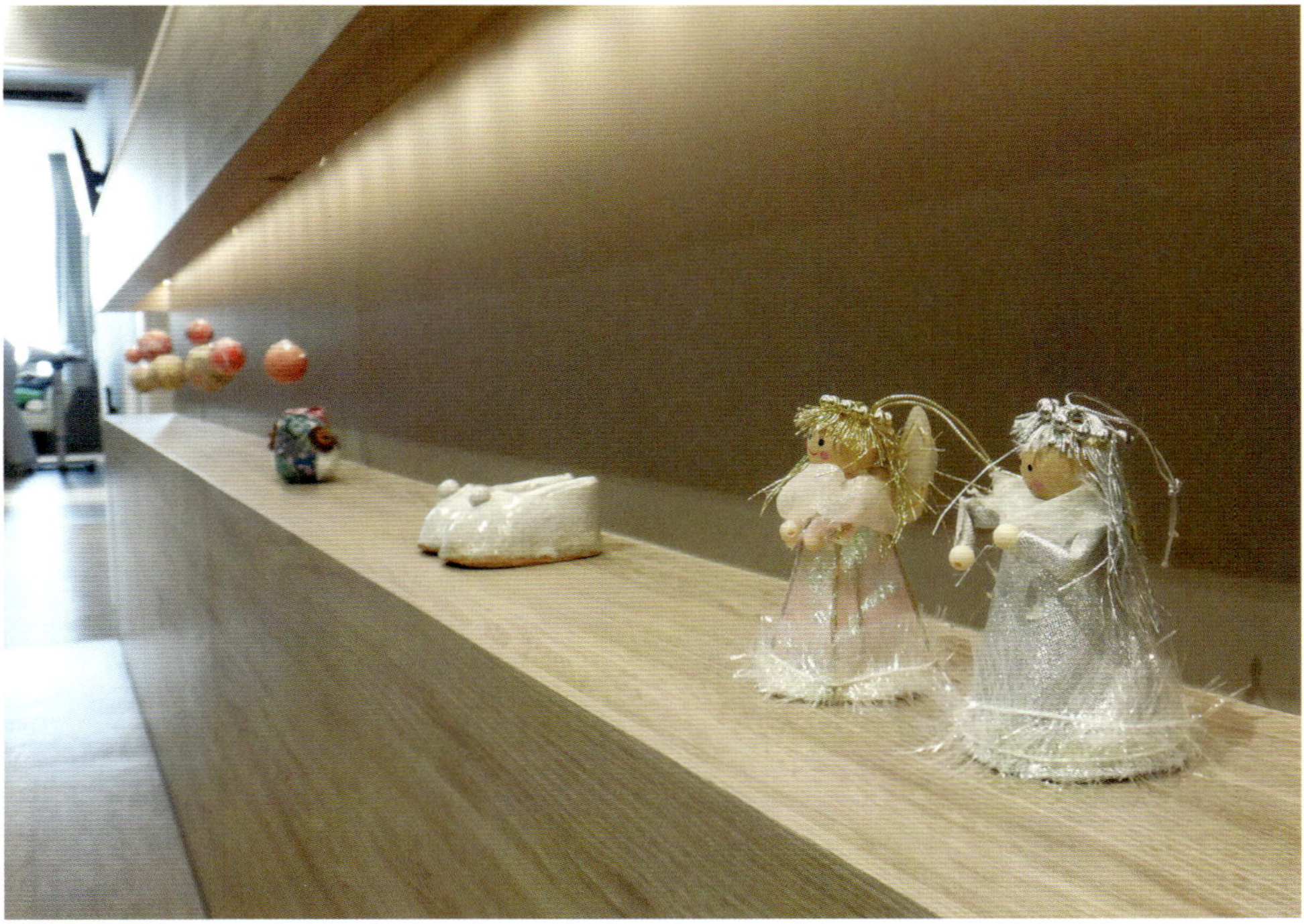

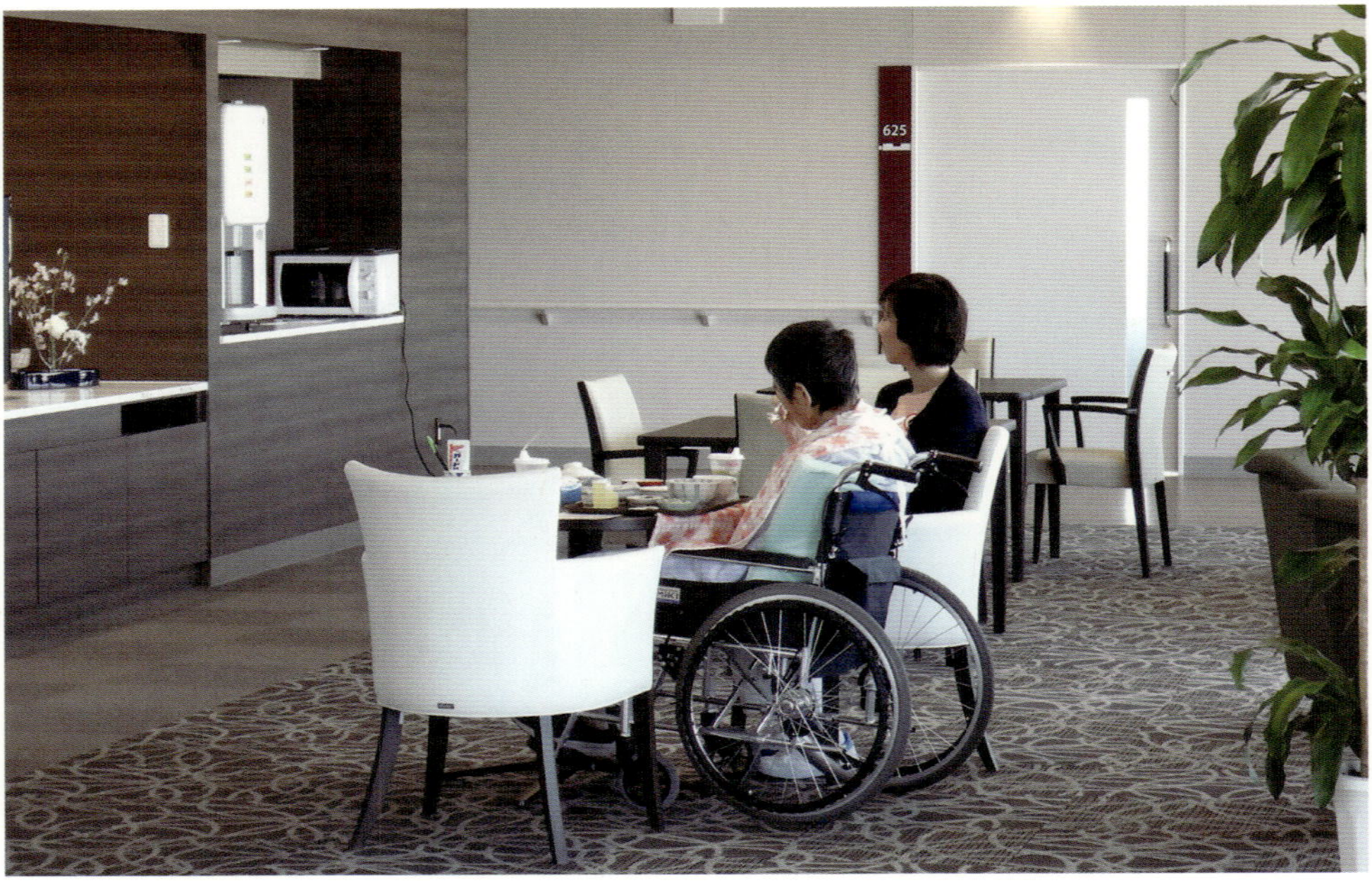

お食事

お食事で介助が必要な場合も、患者さんが落ち着いて食べることができる環境を考え介助を行います。

通常食

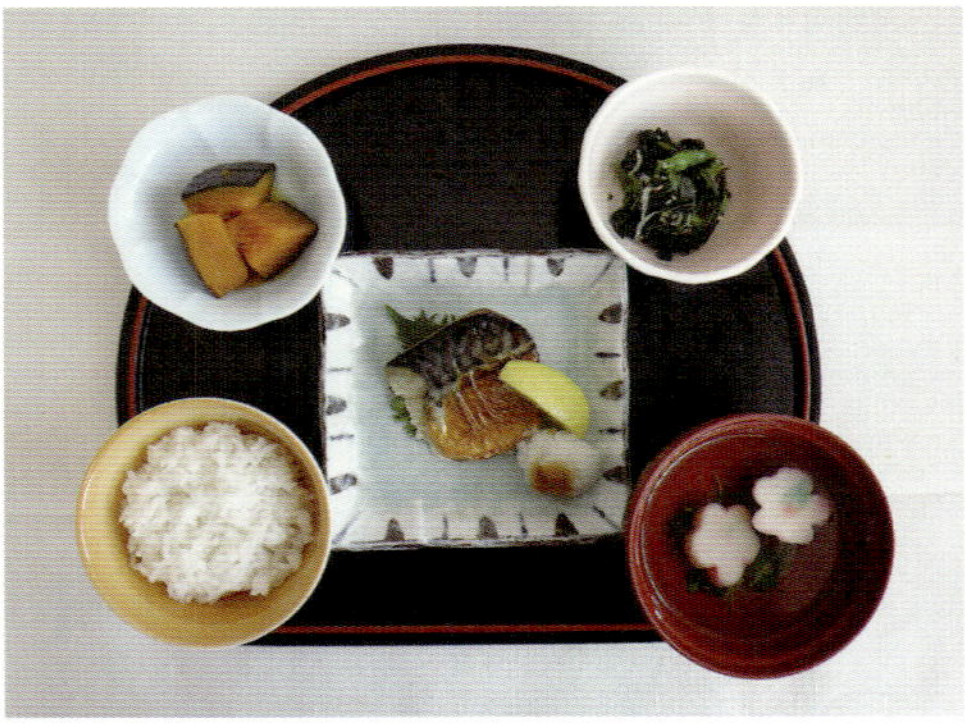

きざみ食

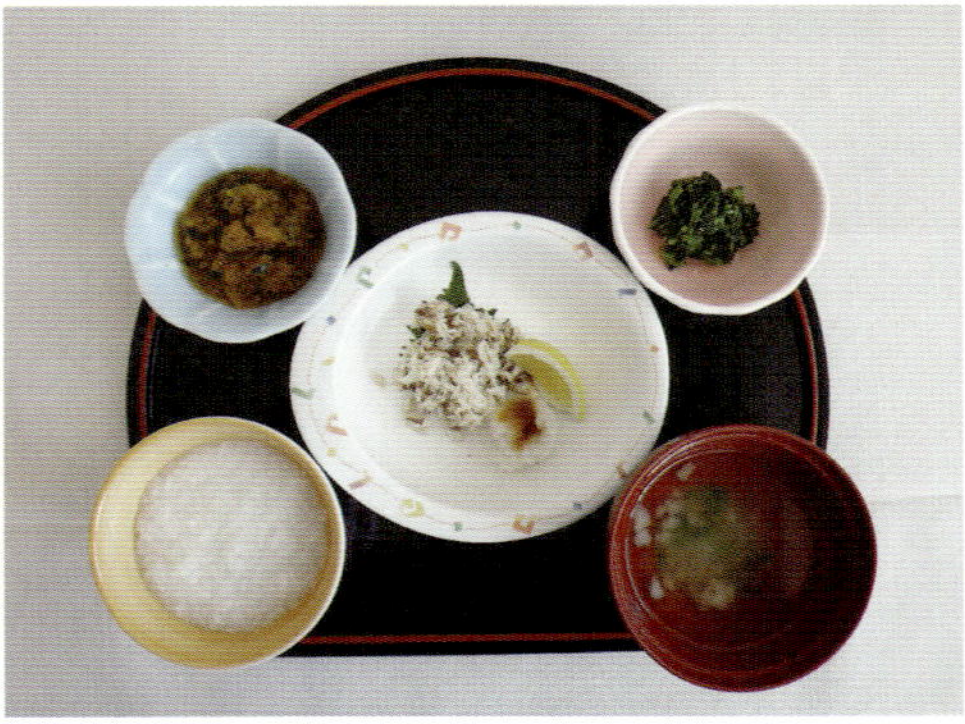

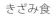

ご提供する食事は患者さんの体調や好みに合わせて、量や形態を調整しています。写真は通常食ときざみ食ですが、とろみをつけたり、すりつぶしたり食べやすい形でお出ししています。

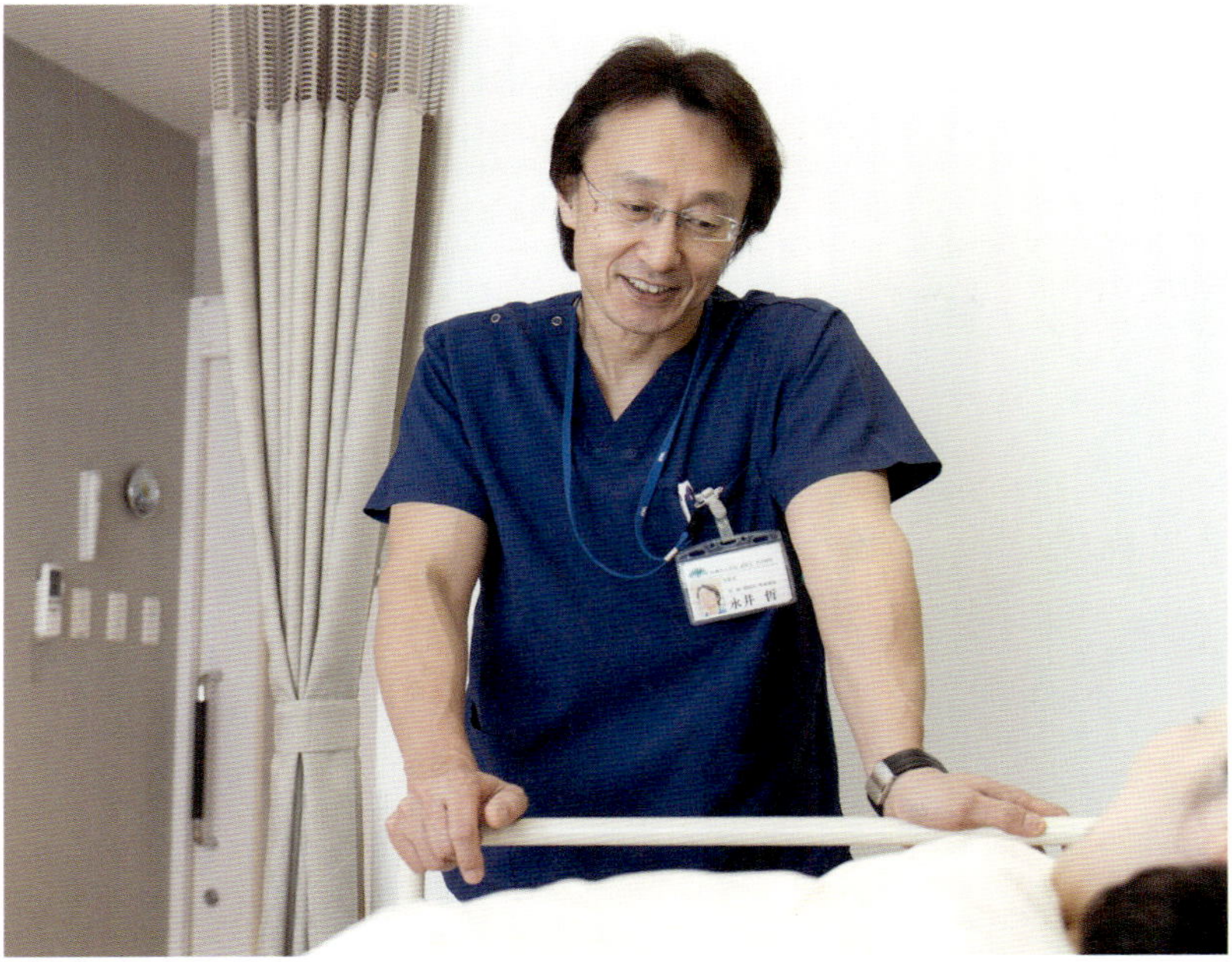

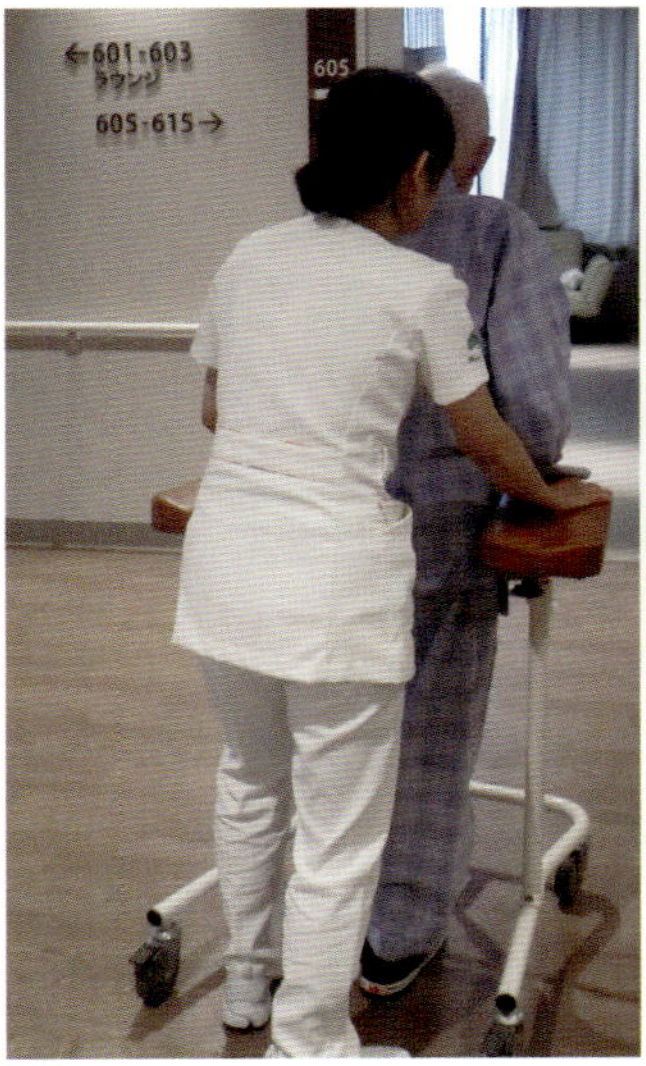

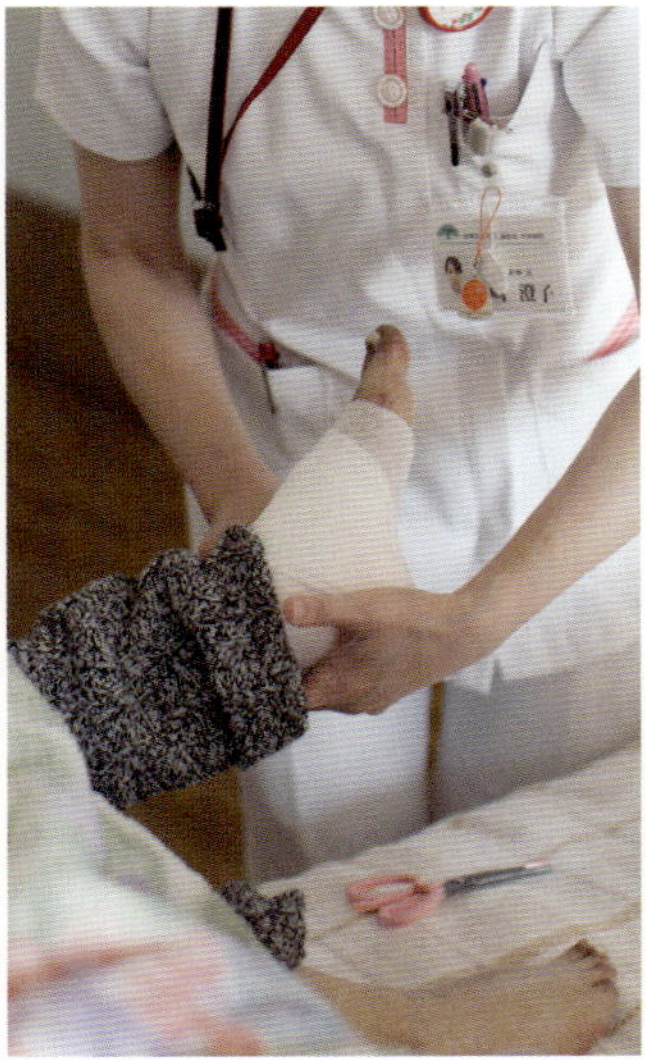

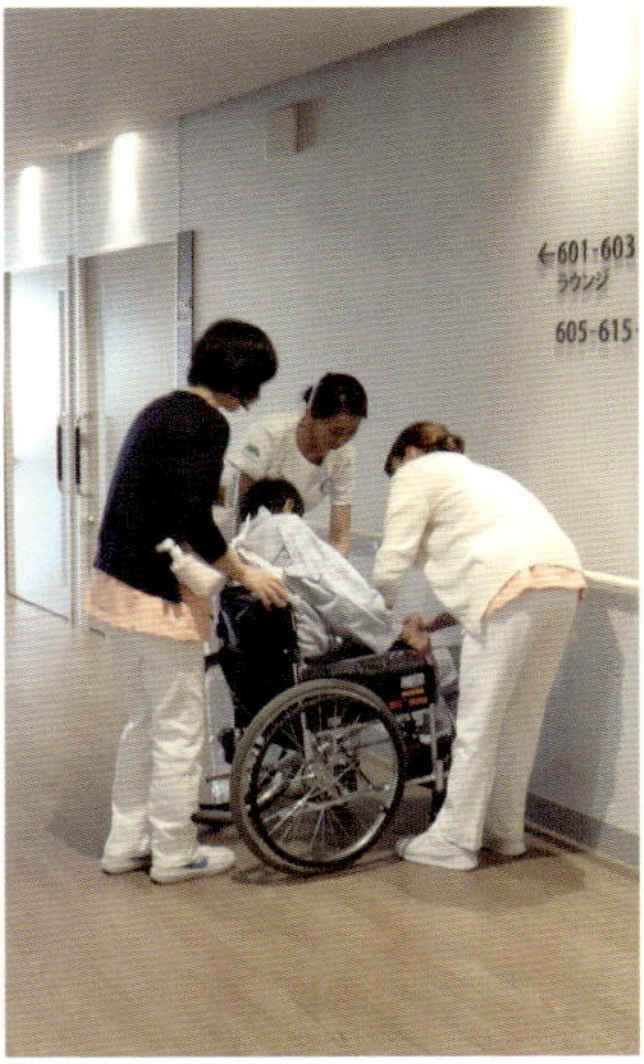

患者さんとご家族の大切な時間をできるだけ快適に過ごしていただけるようにスタッフ一同で支援し、心に寄り添った医療や看護を行います。

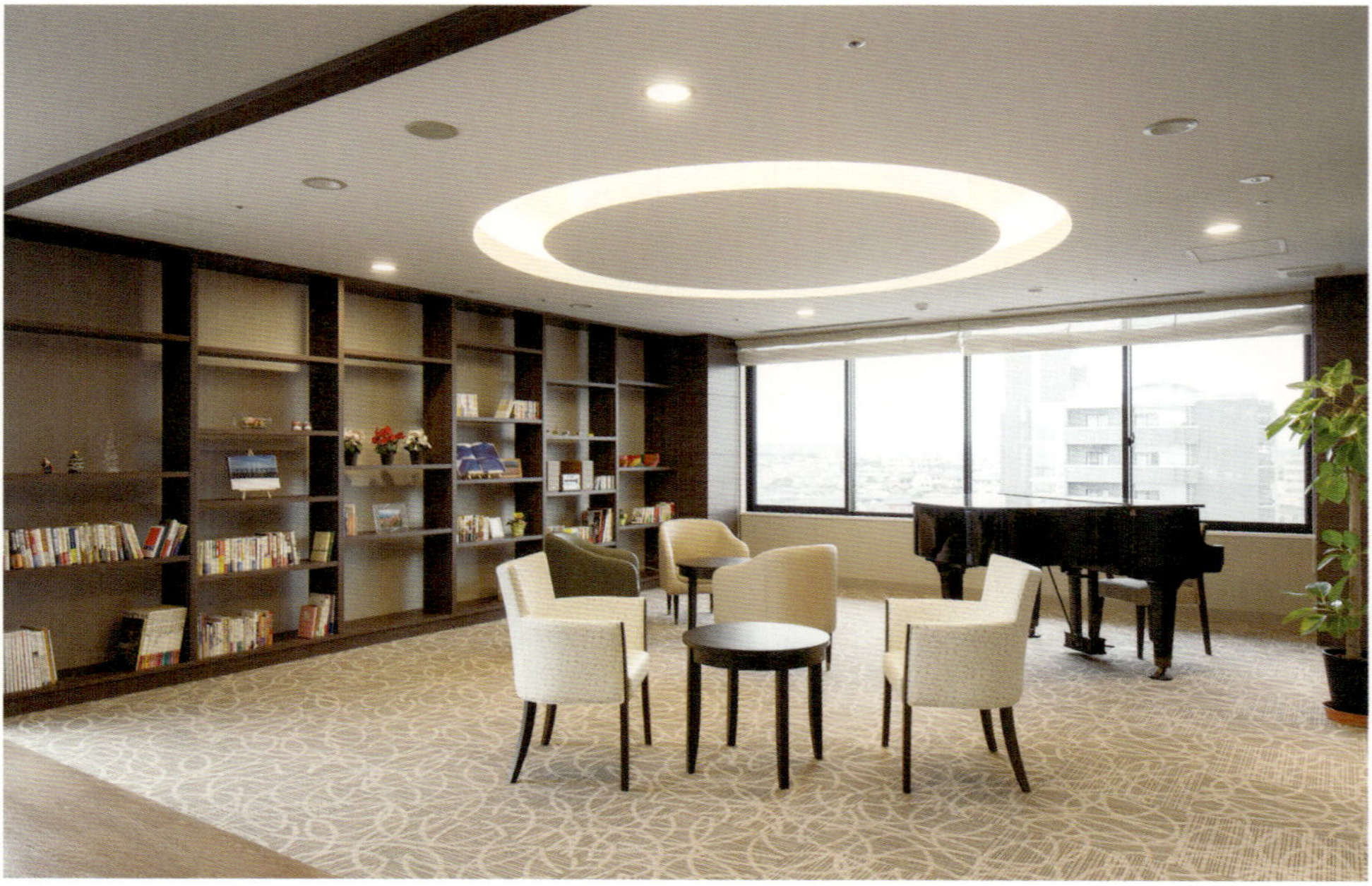

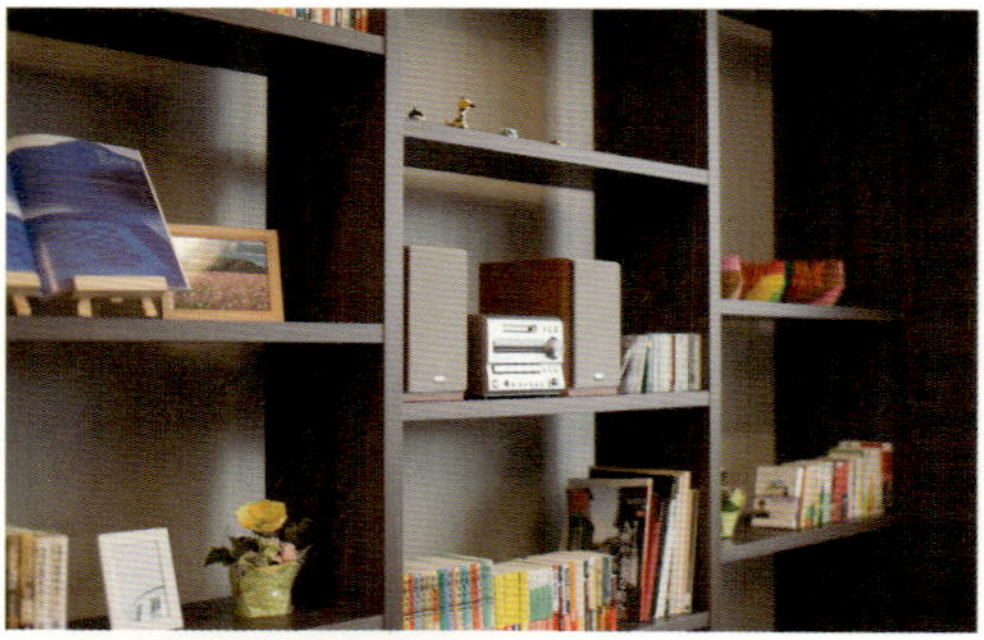

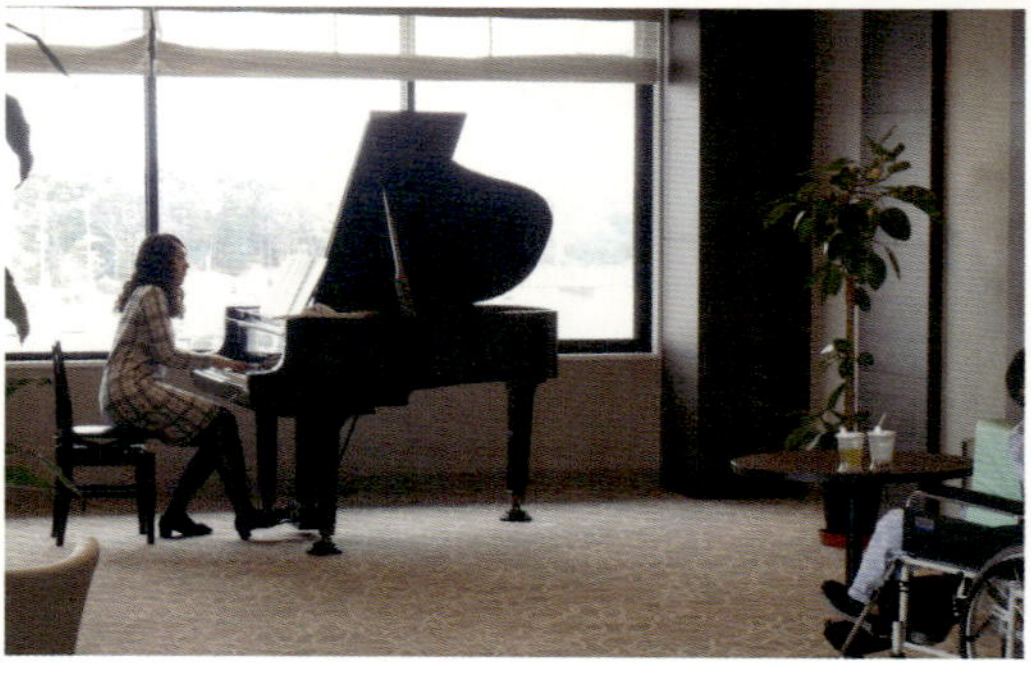

ラウンジ

ボランティアによるピアノコンサートや読書、音楽鑑賞など、リラクゼーションの場としてご利用できます。

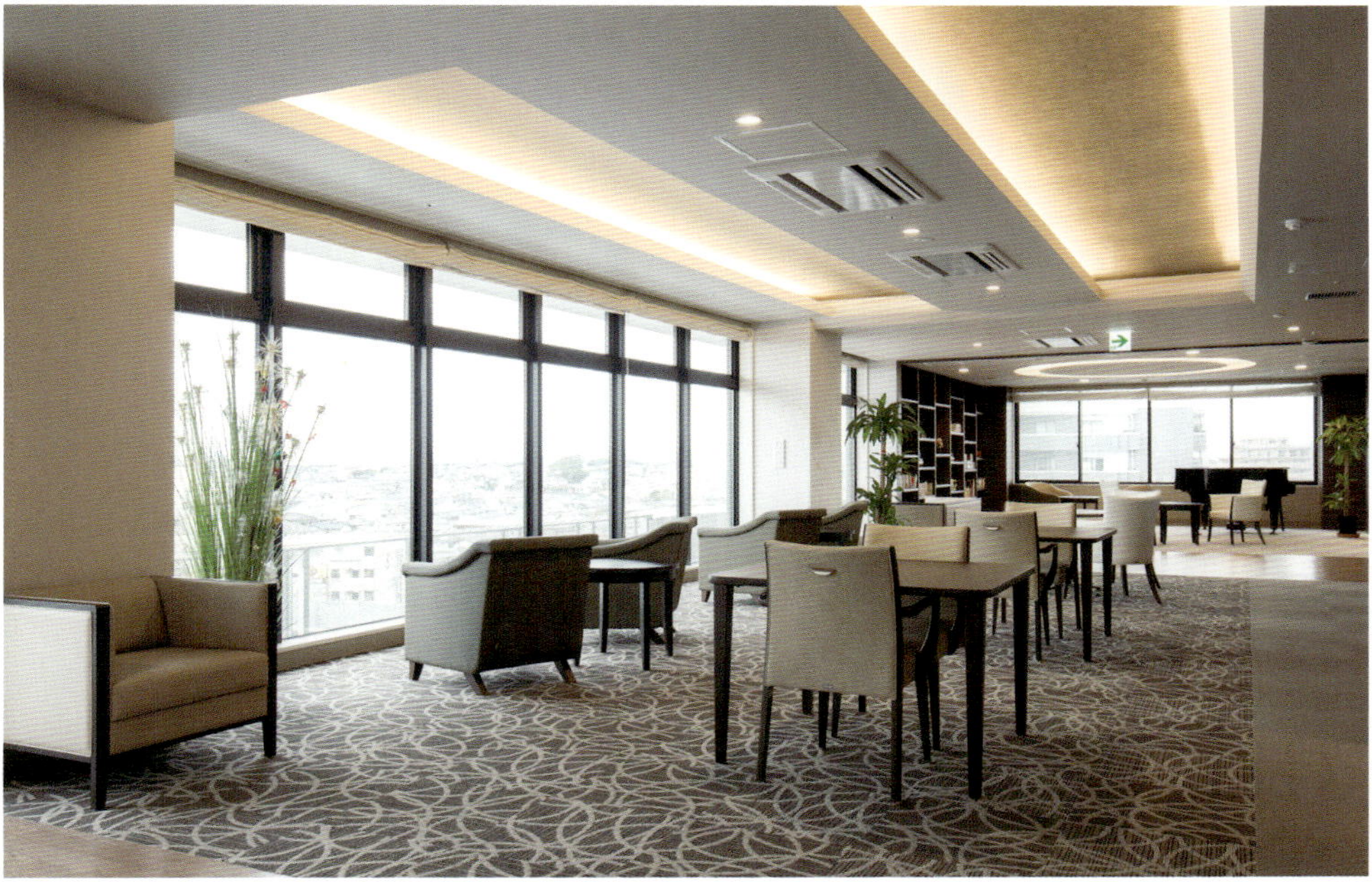

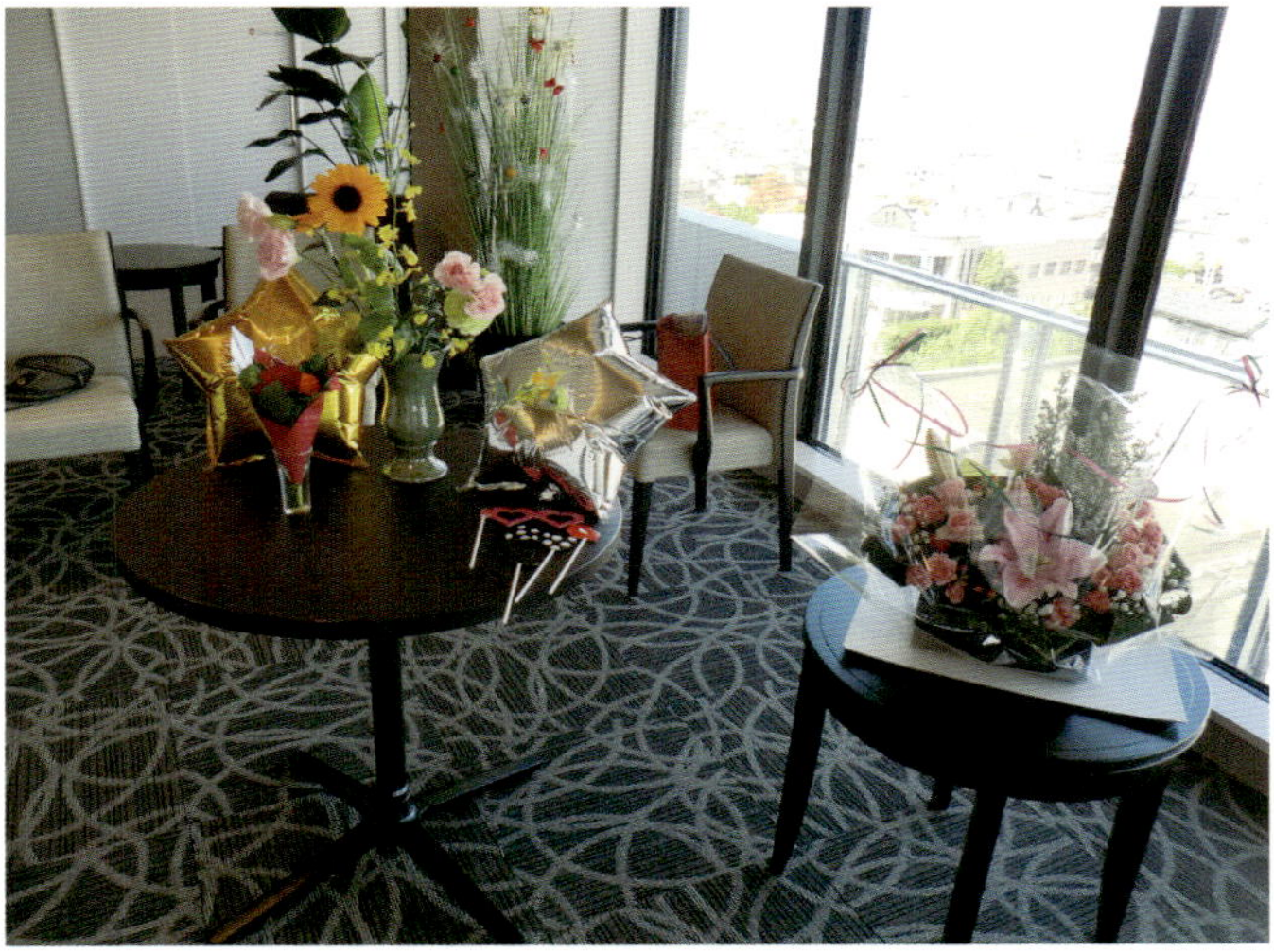

デイルーム　ご家族やご友人の方々と一緒に食事や、ミニパーティー（誕生日など）の場所としてご利用できます。また、季節のイベントの飾りつけや催し物を提供しています。

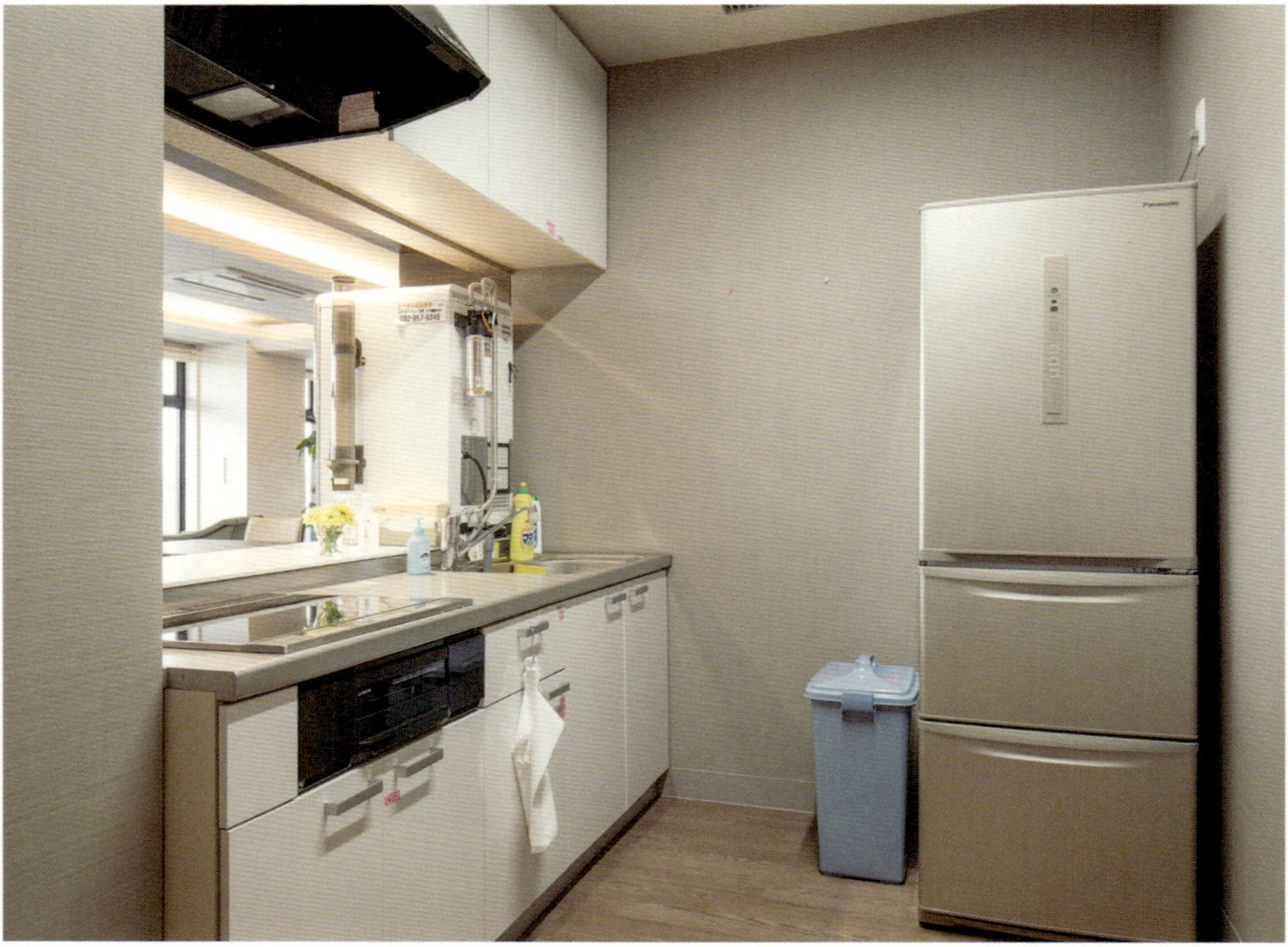

キッチン

電子レンジ、ＩＨ調理器、調理器具などご自由にお使いいただき、簡単な調理をすることができます。また、作ったお料理はデイルームやお部屋で食べていただくことができます。

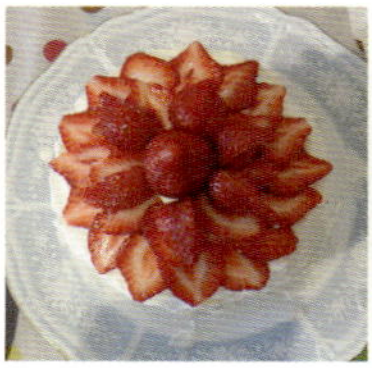

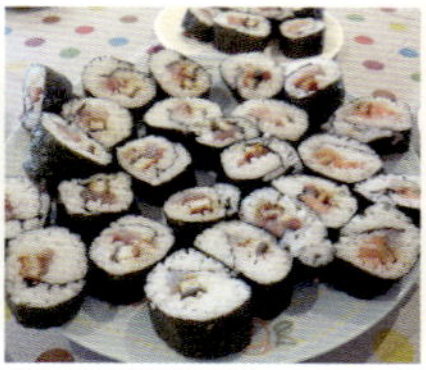

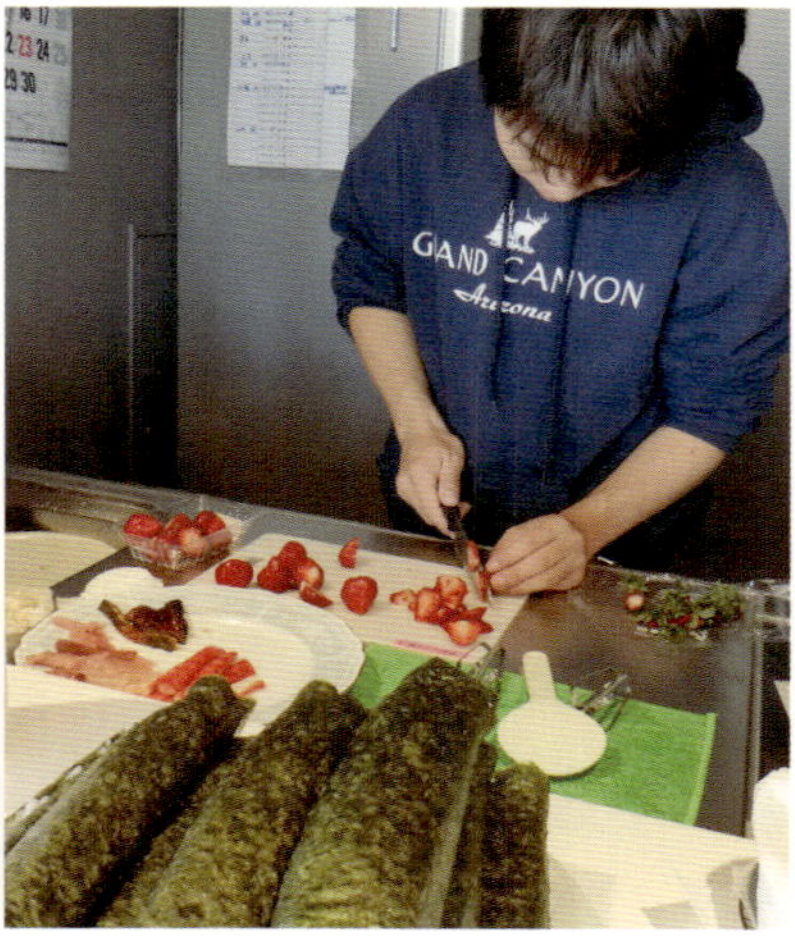

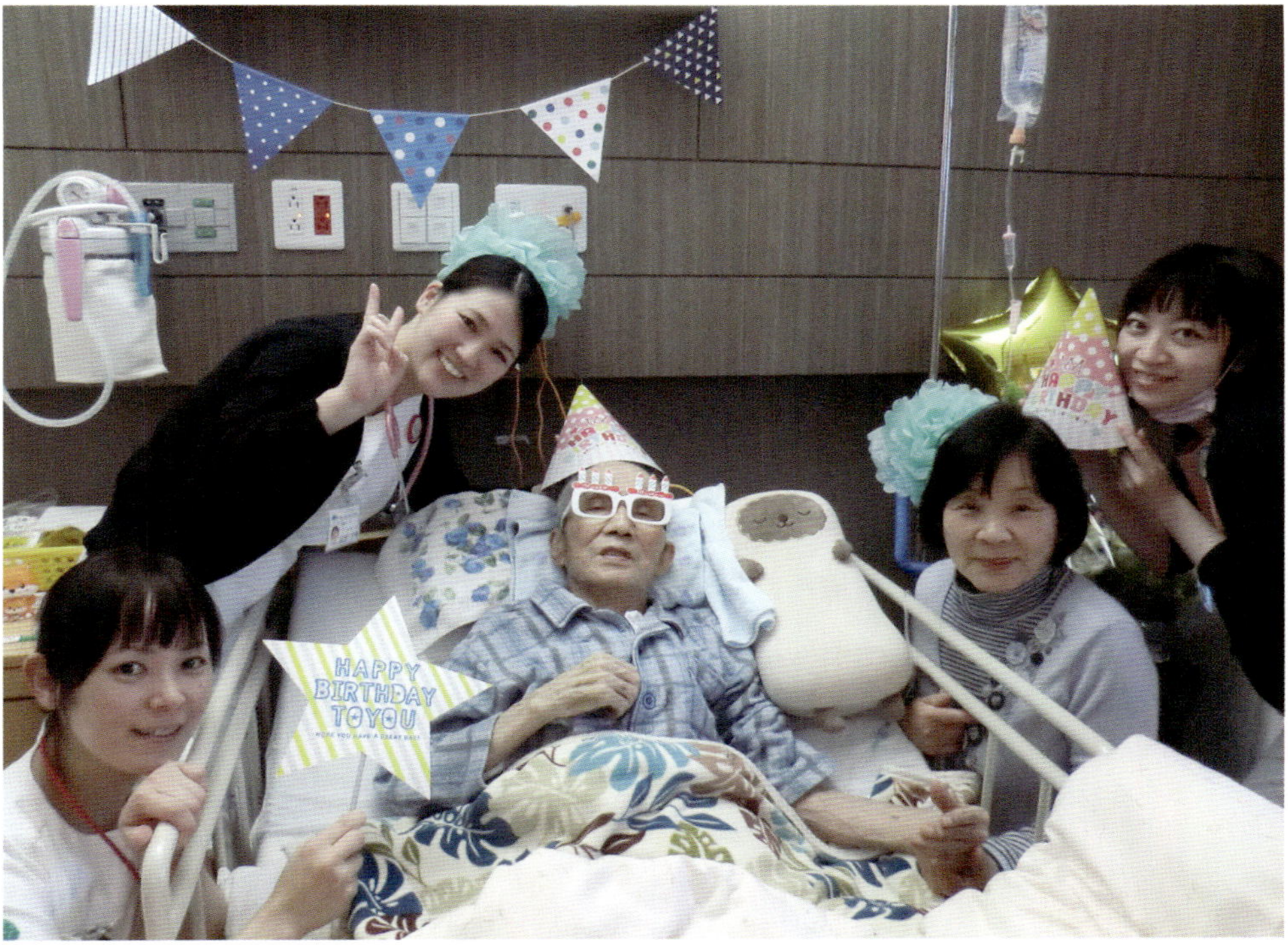

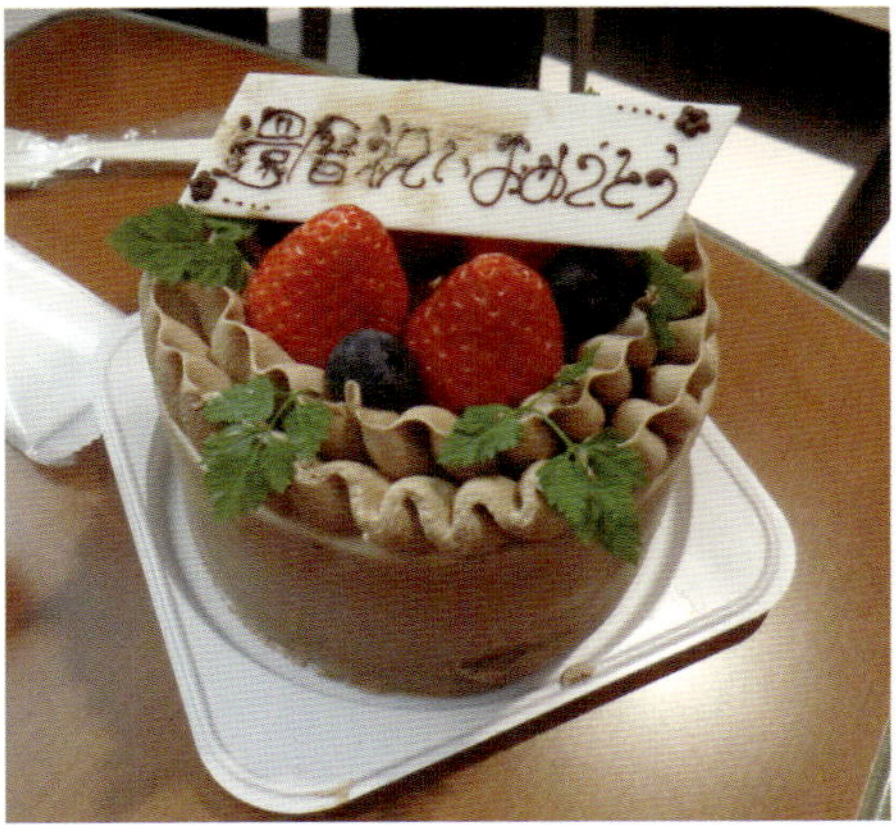

誕生日のお祝い

病室内でご家族と一緒に、患者さんの誕生日をお祝いしました。 患者さんやご家族が共に笑顔で過ごしていただいた時間は、私たちにとってもかけがえのない経験につながっています。

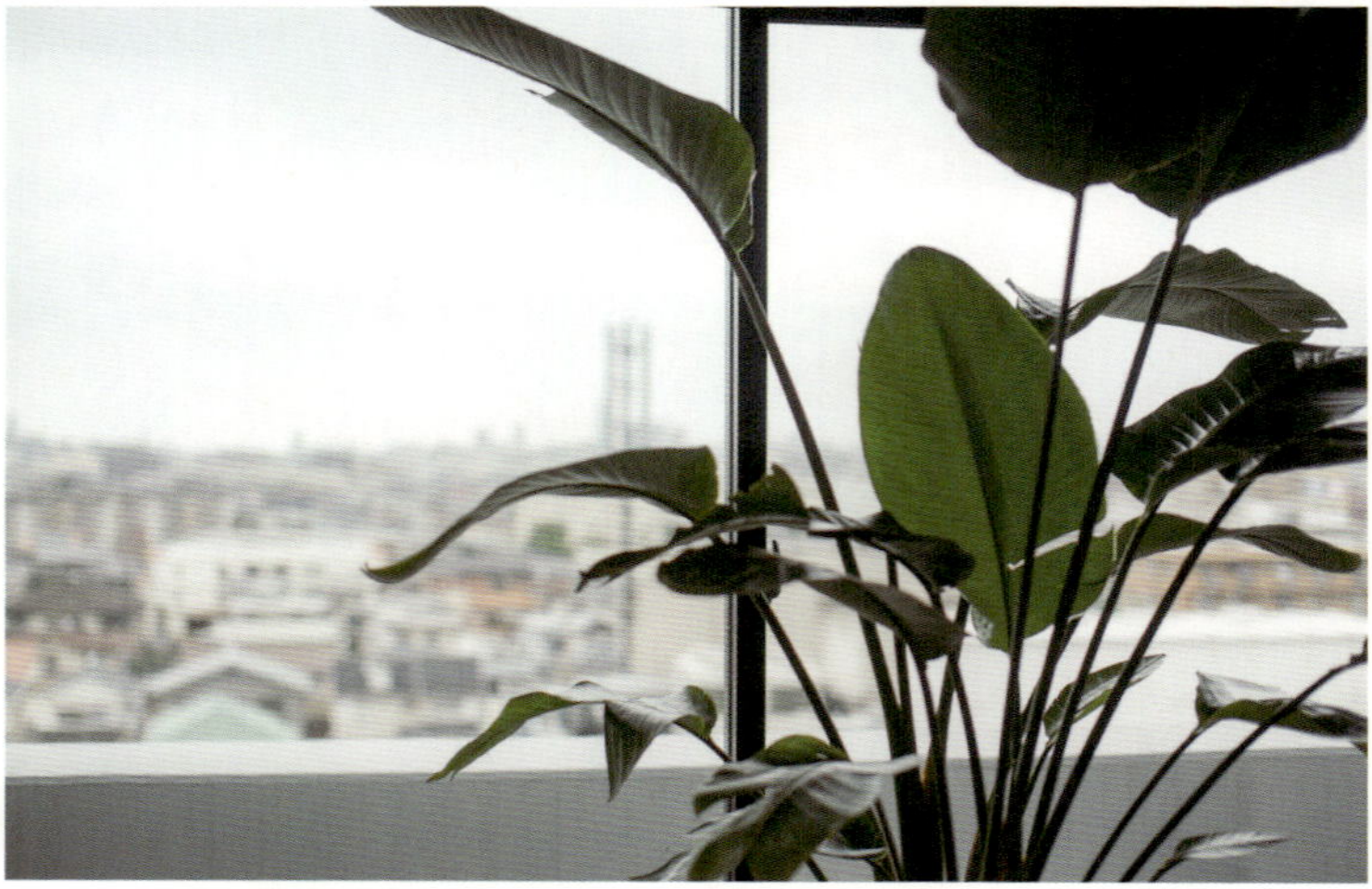

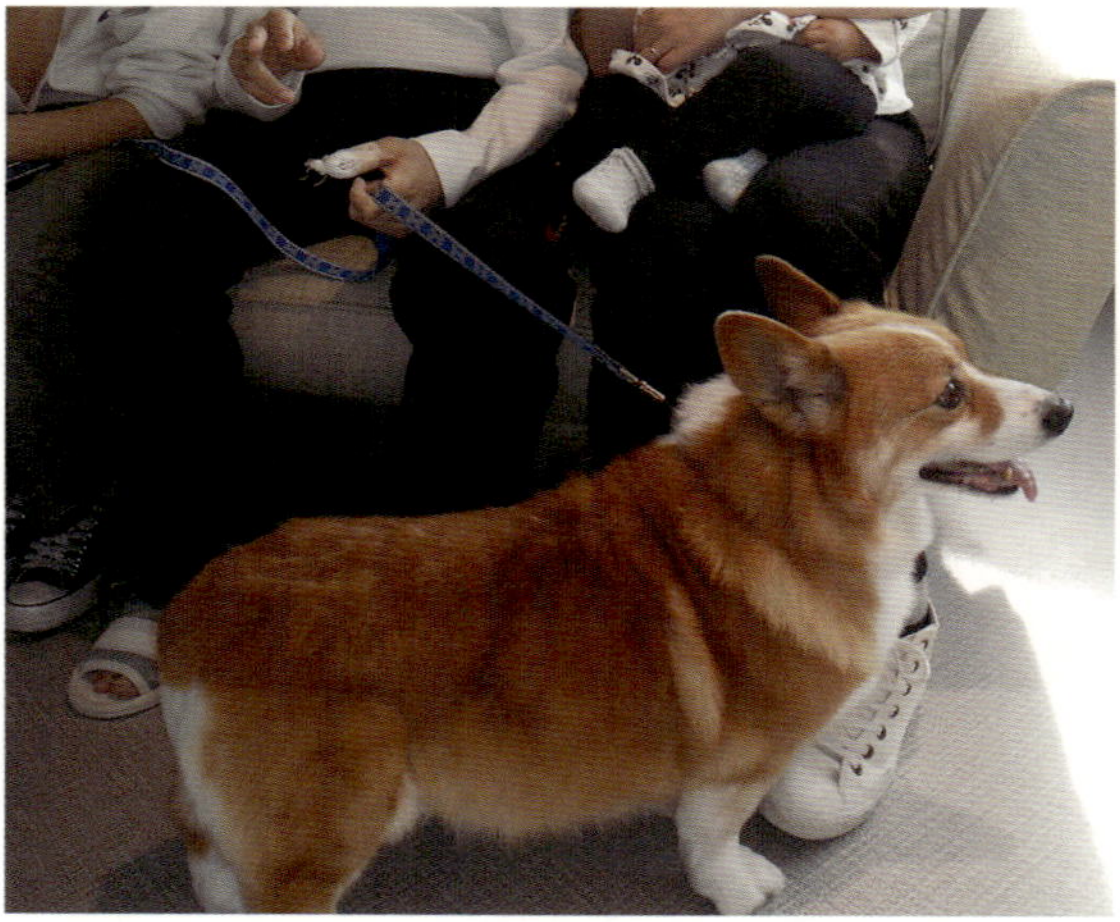

緩和ケア病棟では、面会時間の制限は特にありません。ご家族やご友人との大切な時間をゆっくりとすごしていただけます。また、私物の持ち込みや小型のペットの入室にも柔軟に対応いたします。

お別れの時

私たちは、できる限りご自宅と同じような環境で
過ごしていただくことを常に考えています。
看取りの後は
ご家族や担当したスタッフと共に
思い出の詰まった病室で
最後のお時間を過ごしていただきます。
また、お迎えも
お部屋に来ていただき
担当スタッフ全員でお見送りいたします。

これまでに患者さん、ご家族からいただいた
感謝の言葉や笑顔に励まされ、癒していただきました。

これからも
患者さんお一人お一人の思いに真摯に向き合い、
患者さんにとってより心地よい時間を過ごす場所になるよう
お手伝いさせていただきます。

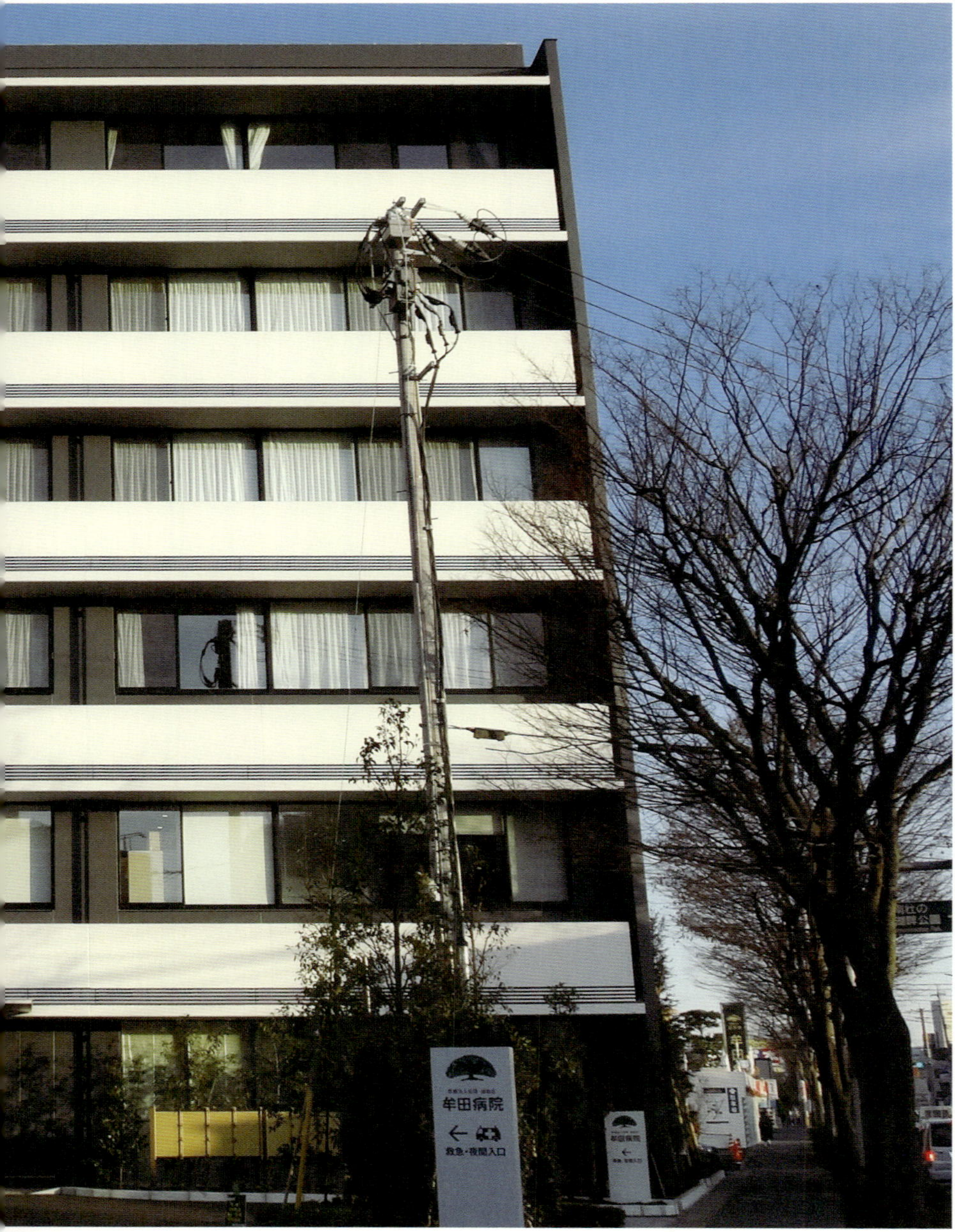
牟田病院
救急・夜間入口
牟田病院

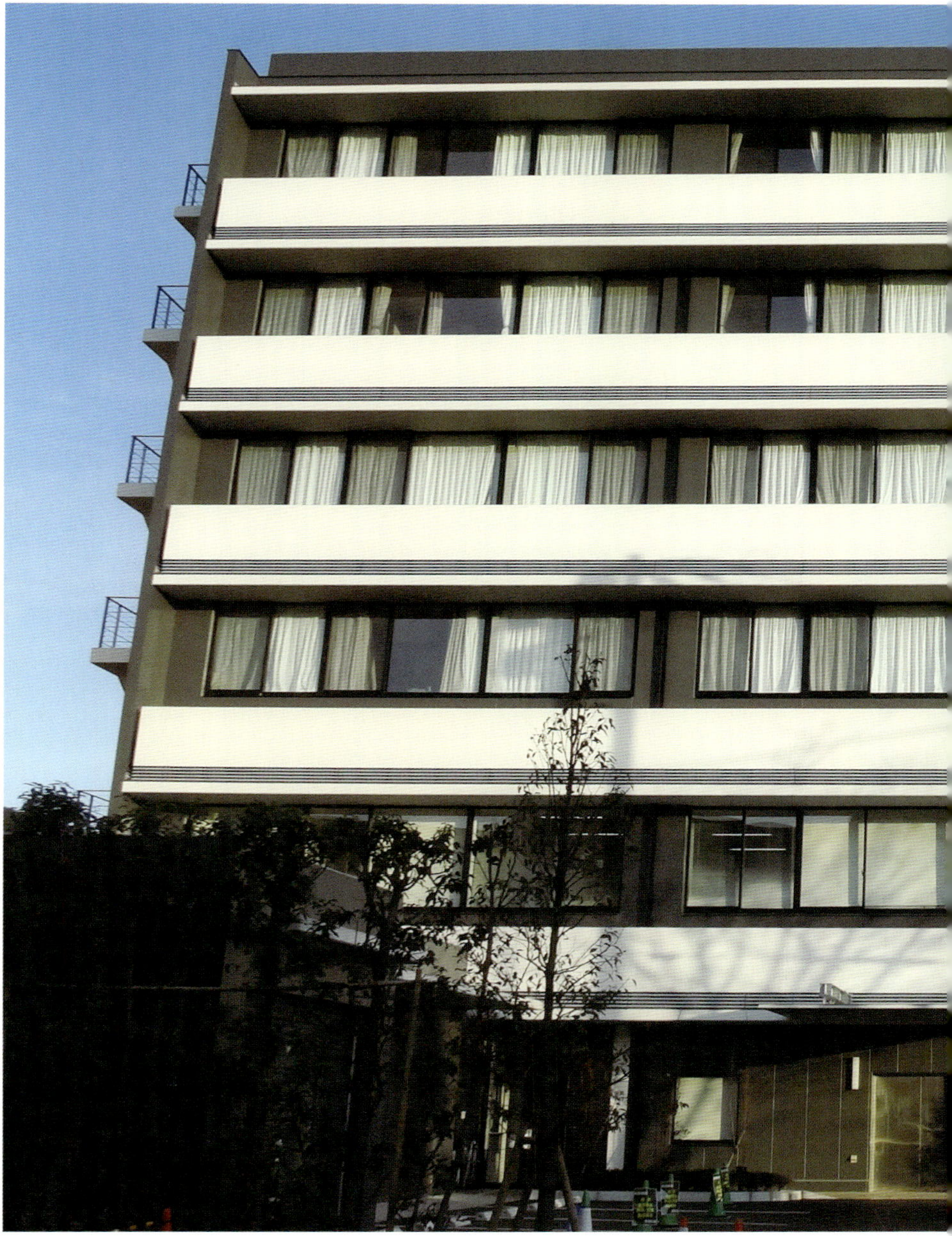

施設訪問の記録

セント・クリストファー・ホスピス

イギリス・ロンドン

訪問日　Ⅰ2005年5月　Ⅱ2014年9月

概要　Ⅰ

ロンドン北西部の緑豊かな住宅地にあるこのホスピスは、1967年、ホスピス運動の提唱者、シシリー・ソンダースが開設した。英国国教会に属する宗教団体を基盤とする財団が運営し、施設の名称は、悩める人、病める人を背負い、川を渡った聖人クリストファーによる。

施設は、診療部門の本館と、管理部門と研究・研修部門の別館からなる。本館は日本の病院と比べ、看護師詰め所や廊下などは狭いが、病棟の中心にある南向きの食堂は広く、英国式庭園の木々を見渡すことができる。病室は英国の家によく見られるような内装で、病室からも庭を見ることができ、自宅の一室にいるような雰囲気を作りだしている。

別館には、国内外からの多くの訪問者・研修者に対するホスピス研修施設がある。

このホスピスの治療の根幹は、設立者であるシシリー・ソンダースの提唱した疼痛管理とスピリチュアルケアの方法論である。

彼女は、患者さんの身体的苦痛と、精神的・スピリチュアルな苦痛・苦悩に対応するための医学的論理を確立した。身体的苦痛に対しては、モルヒネなどの麻薬を主体とする止痛剤の経口による微量継続投与法を開発、精神的・スピリチュアルな苦痛に対しては、エリザベス・キューブラー＝ロスの「死の5段階説」――人は自らの死を受け入れる時、否認、怒り、取引、抑鬱、受容という5つの心理的段階を経過するという説――を援用することによって、各段階における患者さんの変動を客観的に把握して対応する方法を確立した。この方法論は半世紀を過ぎた現在でも支持されており、医学の重要な分野の一つ「緩和ケア」へと発展した。

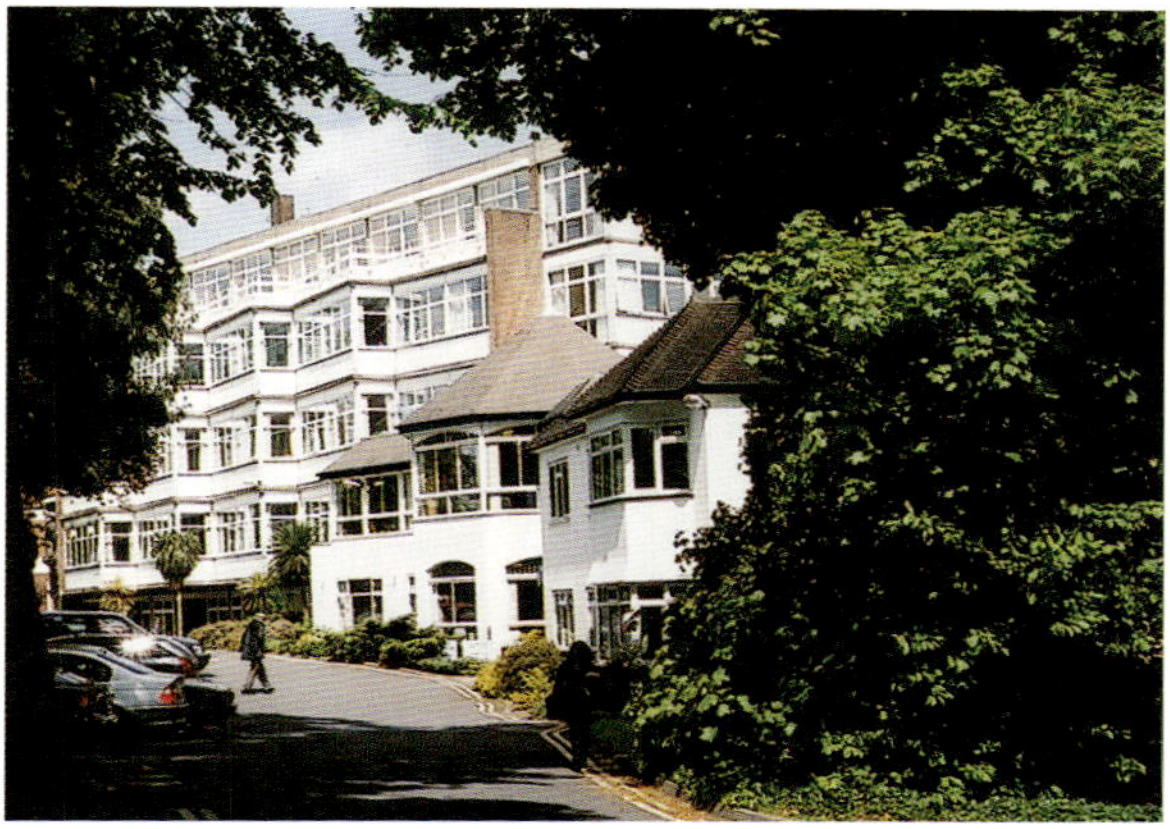

セント・クリストファー・ホスピス外観

当初、がん末期と神経難病のふたつの疾患の患者さんを対象としていたが、現在はがん患者さんが主体である。医療に関しては、経口によるモルヒネを中心とした疼痛管理を行い、がん末期に起こる随伴症状、疼痛緩和治療に伴って発生する症状などには最小限の対処療法を行うが、基本的に延命のための補液などの治療は行われていない。また在宅ホスピス活動も積極的に行っている。

こころのケア

基本的には、エリザベス・キューブラー＝ロスの「死の5段階説」に基づき、その段階に応じた適切な対応をする。まず患者さんの訴え

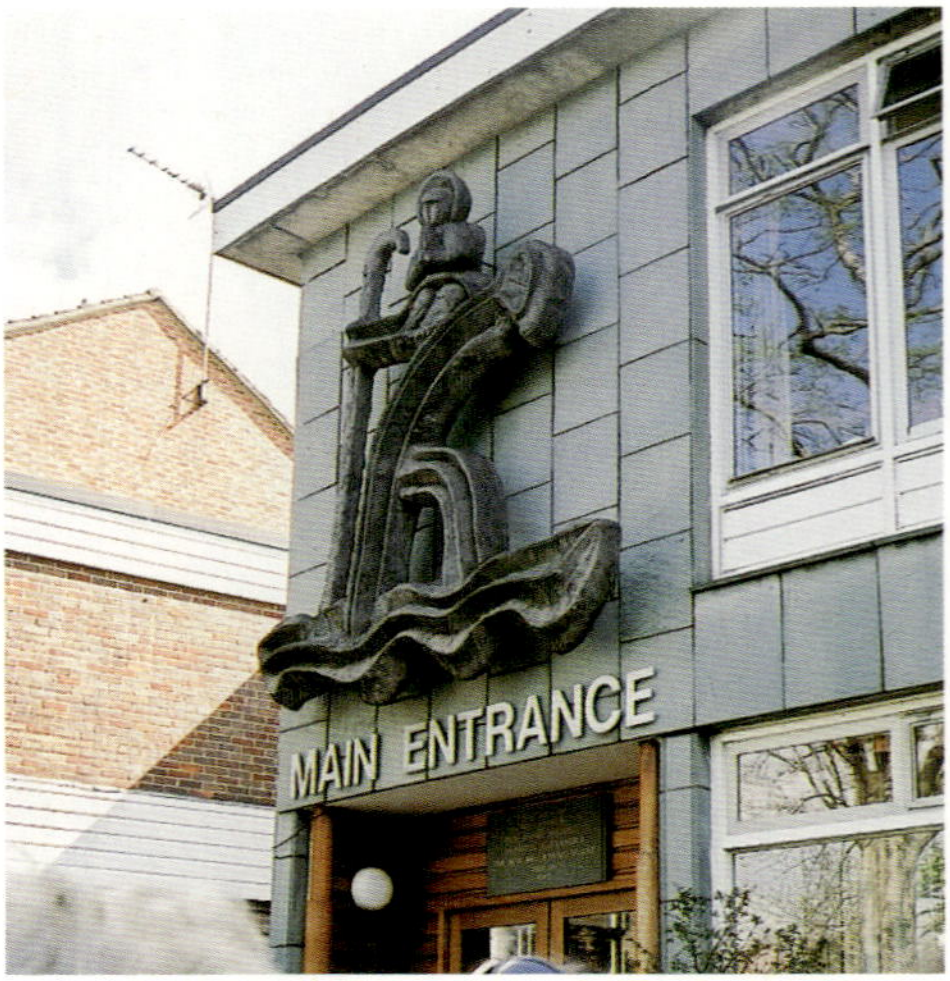

玄関にある聖人クリストファーのレリーフ

を聞き、何に対して患者さんが最も苦しみ、悩んでいるのかを判断する。そのためには、いつも患者さんのそばにいて、よく聴くことが大切であるという。傾聴は、患者さんのこころの苦しみの状態を知る手段として、かつ苦悩の重症度、変化を診断する手段、さらに真剣に聴くことによって苦悩の軽減を図る手段として、最も重要なことであるという。

印象

ホスピス研修の担当医は慣れた口調で、シシリー・ソンダースの理念、そしてホスピスケアの理論の基本的正当性について解説してくれた。

スピリチュアルケアについて質問したところ、彼女は心理的、精神的、スピリチュアルに分けて、この三者は重なり合っていてはっきりした境界はなく、ケアはその患者さんの状態によりケースバイケースであるという答えであった。例えば、不安感、不眠などの症状が強くて向精神薬で対応可能な場合は精神的苦痛・不安定であり、強い社会的な悩みや死に対する恐怖を強く訴える苦悩はスピリチュアルペインである場合が多く、この場合は宗教的ケアを含めたスピリチュアルケアを行うべきであるという。その判断は、医師や看護師などの単独でするのではなく、複数の職種のケア・チームで、なるべく正確に行うべきで、その判断に従って適切な対応をすべきであるという。

そのホスピス的診断にいたる重要な手段は、まず患者さんのそばにいて積極的に話や悩みを聴くことと言う。つまり、ホスピスケアの最重要な手段のひとつは、傾聴であり、聞き手が自分の感情を移入しない客観的な傾聴をすることによって、スピリチュアルペインを訴える患者さん自身による解決を援けるということらしい。

要するに、ホスピスケアの重要な目的であるスピリチュアルケアを確立するために肝要なことは、客観性ということだろう。まずスピリチュアリティが存在することを客観視して把握することができること、次にスピリチュアリティが状況によって変化しスピリチュアルペインという症状が発生すること、そしてスピリチュアルペインはロスの死の5段階説などによって症状の段階と程度が臨床的に把握できること、これらの客観的判断と対応、治療によってスピリチュアルケアが可能になるということである。

事象をより客観視することによって、古代には呪術の対象であった「からだ」の障碍が現代では治療可能となったのと同様に、「こころ」の破綻も宗教やまじないではなく科学的に対応できる対象で、客観的に診断し治療できるようにしたい、ということであろう。

（牟田和男）

Ⅱ

２０１４年９月、英国の包括的緩和システム施設での施設見学および研修でセント・クリストファー・ホスピスを訪問した。

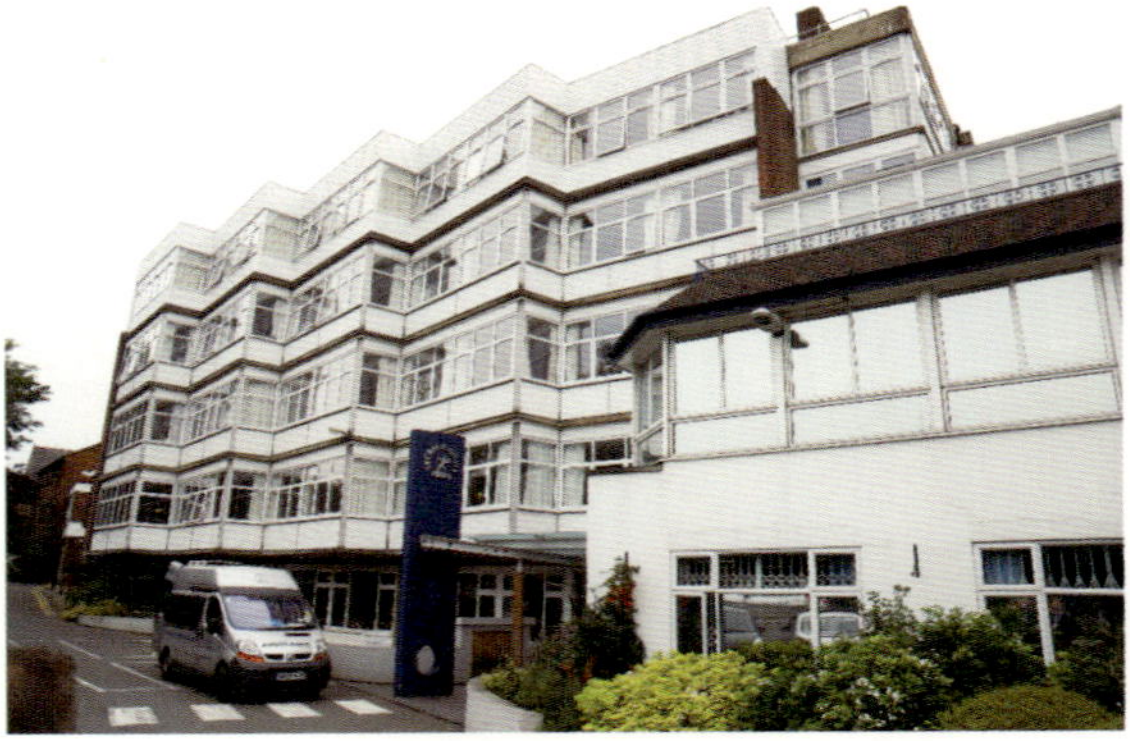
セント・クリストファー・ホスピス外観

訪問の目的

シシリー・ソンダース女史が開設し近代ホスピスの源流となった施設にて、緩和ケアの思想や死別サポートの取り組み、ボランティア教育、スピリチュアルケア、看護の現状などの説明と施設見学。

特徴

このホスピスは、1967年に医師シシリー・ソンダースが、一般病棟では敬遠されがちな末期がん患者さんのために、より専門的な施設が必要であると痛感し、各界の指導者に訴え、多くの有志や善意ある人々の多額の寄付金によって開設された。

「人は痛みに苦しみながら死んでいく必要はない」と、当初あまり使用されていなかった抗うつ剤・ステロイド・精神安定剤・モルヒネ製剤を積極的に使用し研究したことから、近代ホスピスの始まりと言われている。

入院施設は4つのフロアに分かれており、300人のスタッフと1000人のボランティア（ボランティアは患者さんと関わるだけでなく、ご家族とも積極的な関わりをもっている）が活躍している。イギリスの医療制度としてNHS（国民保険サービス）による国営医療体制がとられており、患者さんは原則無料で医療を受けることができる。またAnniversary Centreとして365日、朝の8時から夜の

9時まで解放されており、誰もが出入りできるようになっている。
病室はイギリスの家によく見られるような内装で、自宅の一室にいるような温かい雰囲気をかもしだしている。また、当時彼女が担当していた末期がん患者さんのデービット・ダマス氏が「死にゆく人の痛みを和らげるような場所を作りたい。僕はその家の窓になりたい」といった言葉どおり、セント・クリストファー・ホスピスでは「窓」が一つのキーワードとなっており、どの部屋からもイギリス式庭園が一望でき、部屋から庭園に出入りできる造りとなっている。

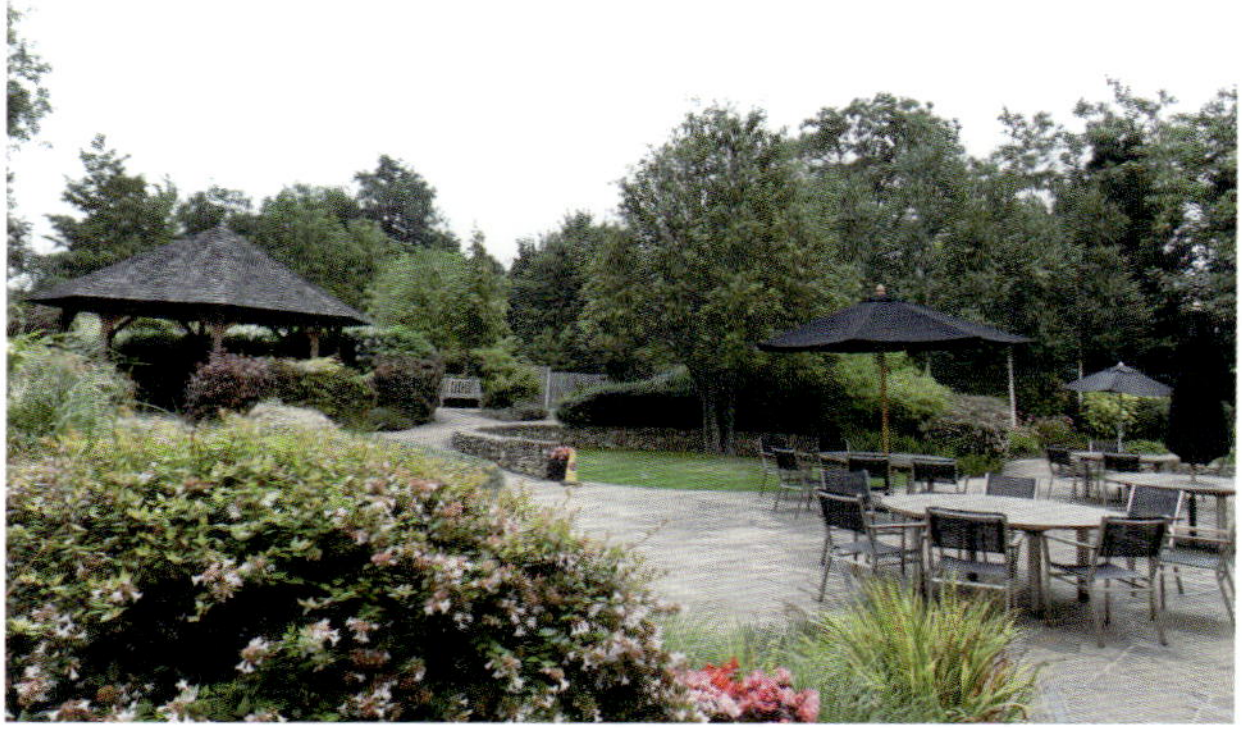
イギリス式庭園

創立者のシシリー・ソンダースは、大学卒業後、看護師からソーシャルワーカーを経て医師となった経歴をもち、緩和ケアの発展のためには教育と研究が最も重要であると考え、医療だけではなく心理・精神面を含む全人的な緩和ケア（有効で愛情に満ちたケア）を主張し、世界中に広めた人物である。そのため、施設では本人の苦痛だけではなく、ご家族や友人をはじめ、あらゆる死別の悲嘆まで関わることが重要であるとし、礼拝室や「死後1日のミーティング」と称し、亡くなった翌日に全スタッフとご家族によるミーティングも行われている。

対象者

患者さんの80％はがん。残り20％は心不全やＡＬＳなどの神経難病

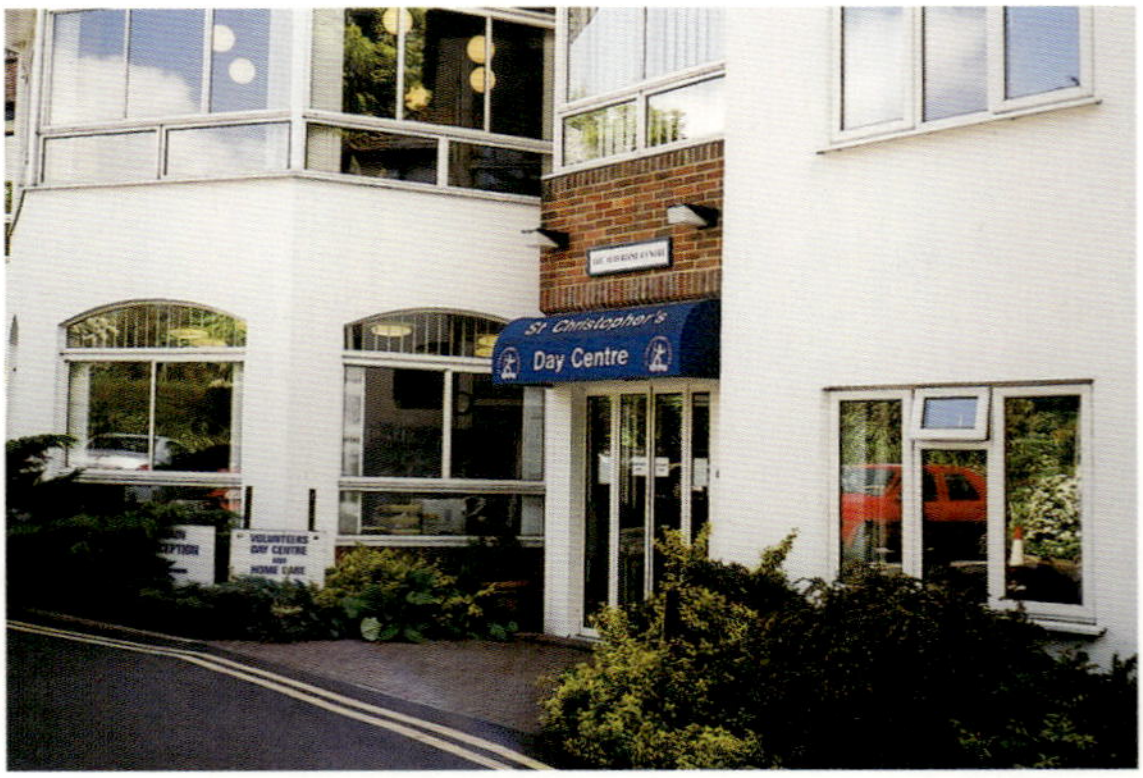

緩和ケア専門のデイケアセンター

や呼吸器疾患。また55％は在宅で亡くなり、20％はホスピスにて看取られている。

滞在日数は14～16日程度。

医療と看護

近年、イギリスのホスピスは、施設から在宅へのシフトが積極的に行われており、中には処方箋を出せる看護師や、病院と訪問看護を兼任している者もいる。また、リハビリも積極的に行われおり、理学療法士4名が勤務し「死」が近い人にとって何が必要かを考え、一人ひとりアセスメントを行い、その時点で達成可能な活動をより安全に行えるようにするため、グループや個別での運動を提供している。

そのほかにも、「死はよいものである」「死は穏やかなものである」といった経験が必要であると考え、人の死に触れたことがないリハビリの学生の受け入れなども行っている。

こころのケア

まず大切なことは、その人が「今、何を求めているのか」に耳を傾け何が必要なのかを判断し、一人ひとりに対し敬意をもって接していくこと。そして、専門家として話は聞くが、その人の話の中に自分のことを入れてはいない。なぜなら「あなたは、あなたでいること」が大切であり、絶対的に誰でも受け入れる。それがこころのケアであると言われている。

また悲嘆のケアとして患者さん本人だけではなく、ご家族や友人など、その人を取り巻く周りの人たちとの関わりも大切にされている。

スタッフに対してのケアも行われており、シシリー・ソンダースはすべてのスタッフに対し、働き始めた日を「記念日」とし、1年間働いてくれてありがとうと面接をしていたとのこと。またスタッフのためのバーベキューなども開催され、スタッフに対するケアも行われている。

訪問記

第一印象としては広い敷地にビオトープ（命の象徴としての水場）やイギリス式の庭園、数々のアートの部屋などが並んでおり、ホスピスとは思えないような明るく穏やかな雰囲気であった。

また、日本とイギリスでは文化や歴史、国民性にも大きな違いがあり、ボランティア活動が盛んなことにも驚かされた。ほとんどの施設で職員を上回る数のボランティアが活躍しており、ホスピスを支えるためのチャリティー事業や個人での寄付金なども多い。また街には多くのチャリティーショップが建ち並び、自分の空いた時間を利用して無償で働くなど、ボランティアが生活の一部となっている。

日本では、ホスピスや緩和ケアといったものに対するイメージはまだまだ消極的であり、ボランティア活動を行っている人もそれほど多くはないであろう。今後二人に一人ががんになる時代と言われており、がんと共存していく社会を迎える。そんな中、残りの人生を前向きに、その人らしく生きていくためにも地域との連携は必要不可欠であり、民間の力も必要になってくるのではないかと考える。また、私たち医療従事者にとっても、今後の在り方を改めて見直す必要があるのではないかと考える。海外と日本では宗教や社会の制度も違い、メリットもデメリットもある。しかしながら、一人の人としての存在価値は変わるものではない。私たちは医療だけではなく誰もが持っているスピリチュアリティな部分にも目を向け、その人のすべてを受け入れる覚悟と勇気が必要なのではないだろうか。

今後、当院でも緩和ケア病棟が開設する。

死は誰もが迎えるものである。しかし、それを目の前に突き付けられた時、人はどう思うだろうか。これは嘘だと思いながらも恐怖心に襲われ、時には怒り、今までの自分を責めたり後悔するかもしれない。

いくら人から大丈夫、頑張りましょうと言われても、受け入れることは容易なことではなく、また年齢やその人の立場によっても受け入れ方はさまざまである。そんな中、「その人らしく」残りの人生を歩んでもらうために私たちに何ができるだろうかと考えた時、まずはその人の話に耳を傾ける、傾聴することからすべては始まると思う。がんと診断された患者さん・ご家族にとって、病状に関する十分な説明と痛みを取り除くといった医療を適切に行うことは勿論、それと同時にしっかりと話を聞くことにより信頼関係が生まれ、安心して過ごせる居場所を提供できるのでないだろうか。そして、「がんのAさん」といった捉え方ではなく、「Aさん」個人として接する。

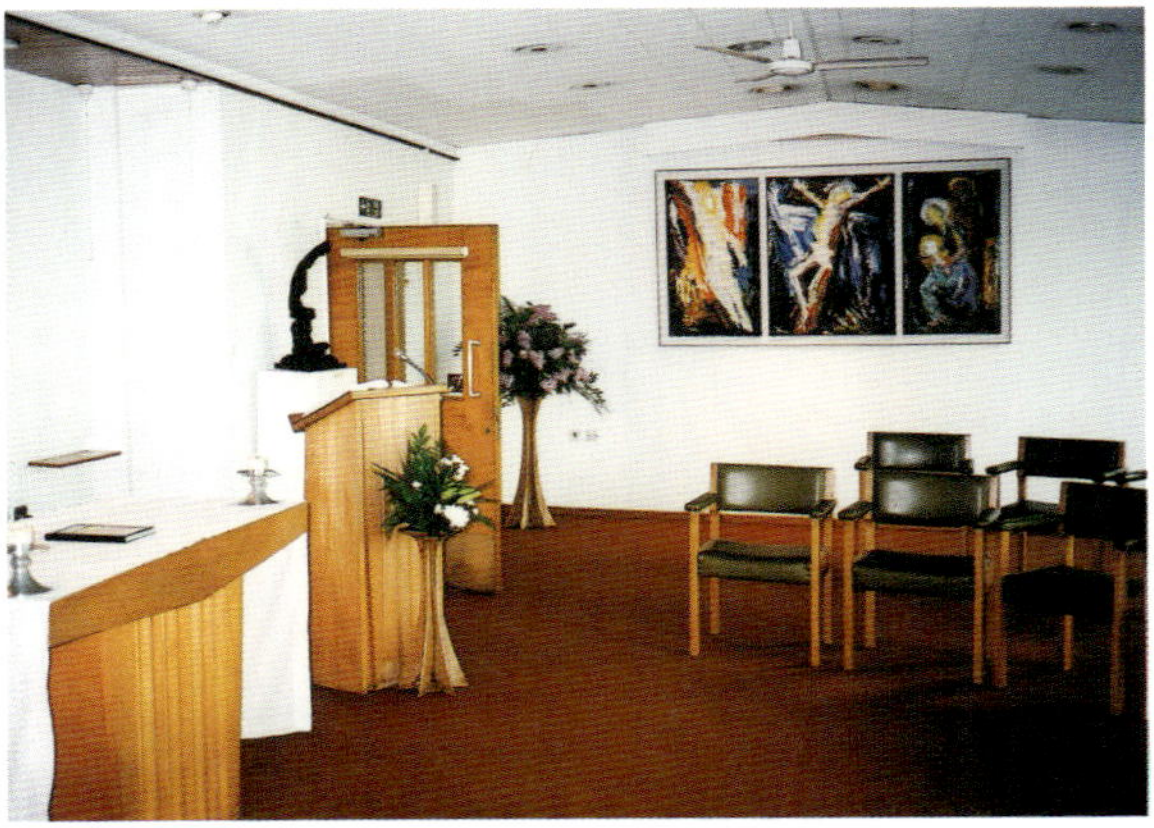

ミーティングルーム兼礼拝堂

死に対しても前向きな会話ができる関係性を築いていきたい。

イギリスの施設では職員も明るく、患者さんも笑顔で手を振って私たちを迎えてくれる。「死」を連想させるような印象を受けることはなく、病院に見学に来たのに私たちが逆に笑顔になり、元気をもらえたような気がした。国民性の違いはあるにせよ、一人ひとりが生き生きとエネルギーをもって生活していた。

日本で病院と聞き、笑顔になれる場所というイメージはないかもしれない。まして緩和ケア病棟と言えば、なおさらだろう。しかし、だからといって、ただ死を迎えるのではなく、残りの時間を自分らしく有意義な時間として過ごしていただきたい。

シシリー・ソンダースは終末期がん患者さんが抱える痛みには、身体的な痛みのほかに、心理的な痛み、社会的な痛み、そして死の接近により生じる自責の念や罪責感、無価値観や深い虚無感など、心理的な痛みとは異なるスピリチュアルな痛みがあり、患者さんはそれに対する援助を必要としていると説いている。

日本では「霊的」や「宗教」といった意味で理解されていることも多いスピリチュアルだが、本来はすべての人が必ず持っているもの（人間の「生」の全体を構成する一因子。その人の生きている意味や目的についての関心や懸念と関わりがあるもの）。しかし、人生にはそれぞれのストーリーがあり生きることを求める人の本質は個別的で各個人で異なる。だからこそ、私たち職員一人ひとりが患者さんやご家族の話を傾聴し、その人の痛み（トータルペイン）を総合的に理解したうえで「その人らしく」「その人のペースで」過ごせるお手伝いと、スピリチュアルな部分にも目を向けた、より丁寧なケアが必要なのではないだろうか。

今後、緩和ケア病棟に開設にあたり、今回のイギリスでの経験を活かし、医療面だけではなく、「こころのケア」にも重点をおいた病院づくりに携わっていきたいと考える。

（中村祥子）

セント・フランシス・ホスピス

アメリカ合衆国・ハワイ

訪問日　2007年12月

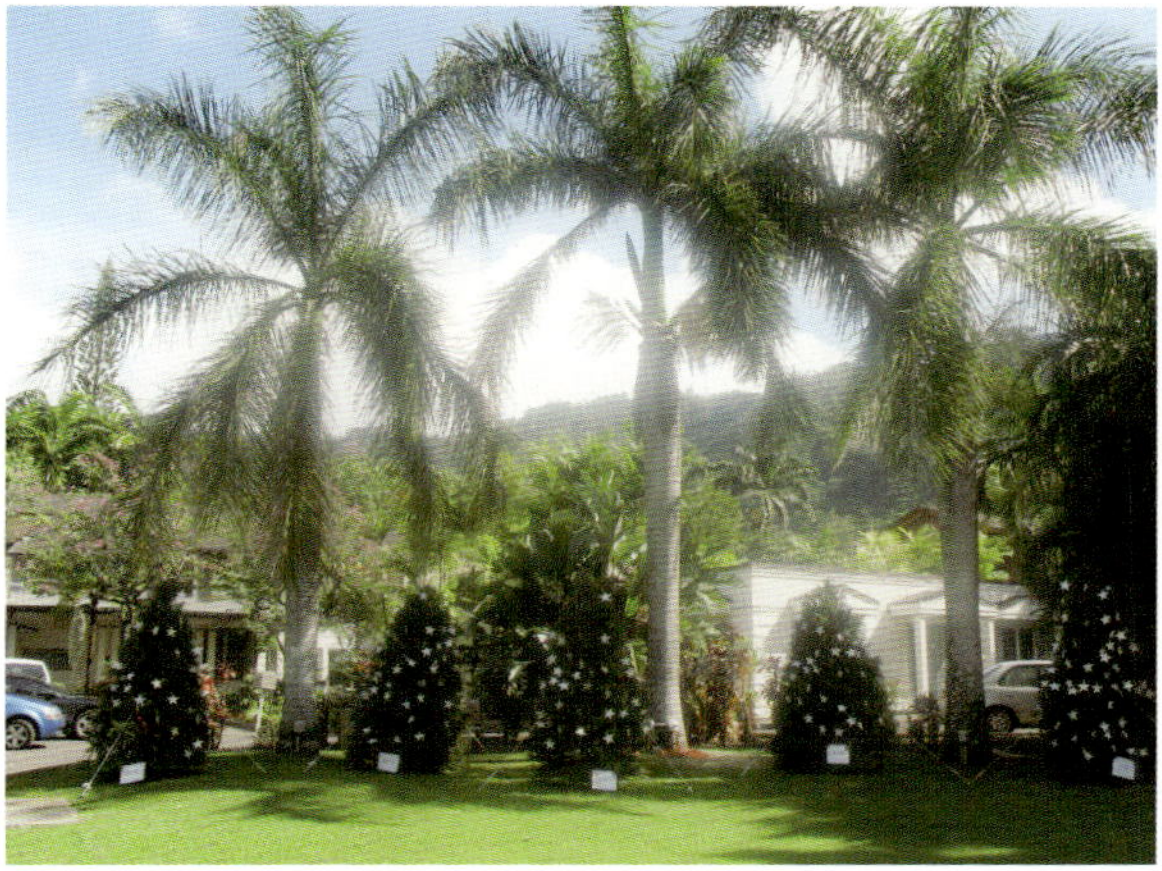

ホスピス全景。左が管理棟、右が病棟

概要

このホスピスは、ホノルル市街を望む自然豊かな丘の中腹の住宅のような施設である。修道会が運営するホスピスで、精神的ケア、スピリチュアルケアを重視している。

運営の理念は、「セント・フランシス・ホスピスの使命は終末期のニーズを支援することである。この使命は、死を人生における自然な過程と認識し、人生の質への配慮を通じて、キリスト教の教義の基に行うものである。死が避けられないものである時、ホスピスでは死を早めることも遅らせることもしない。身体的、精神的な苦痛を和らげることのほかに、患者さんや患者さんのご家族は、彼ら自身が選択したスピリチュアルな環境の中にいることができ、その選択は常に尊重される」とする。

特徴的なのは自然環境と家庭的なその雰囲気である。定員12名の小規模施設で、職員の対応も極めて家庭的で温かく、患者さん一人ひとりを大事にしている姿勢が感じられた。

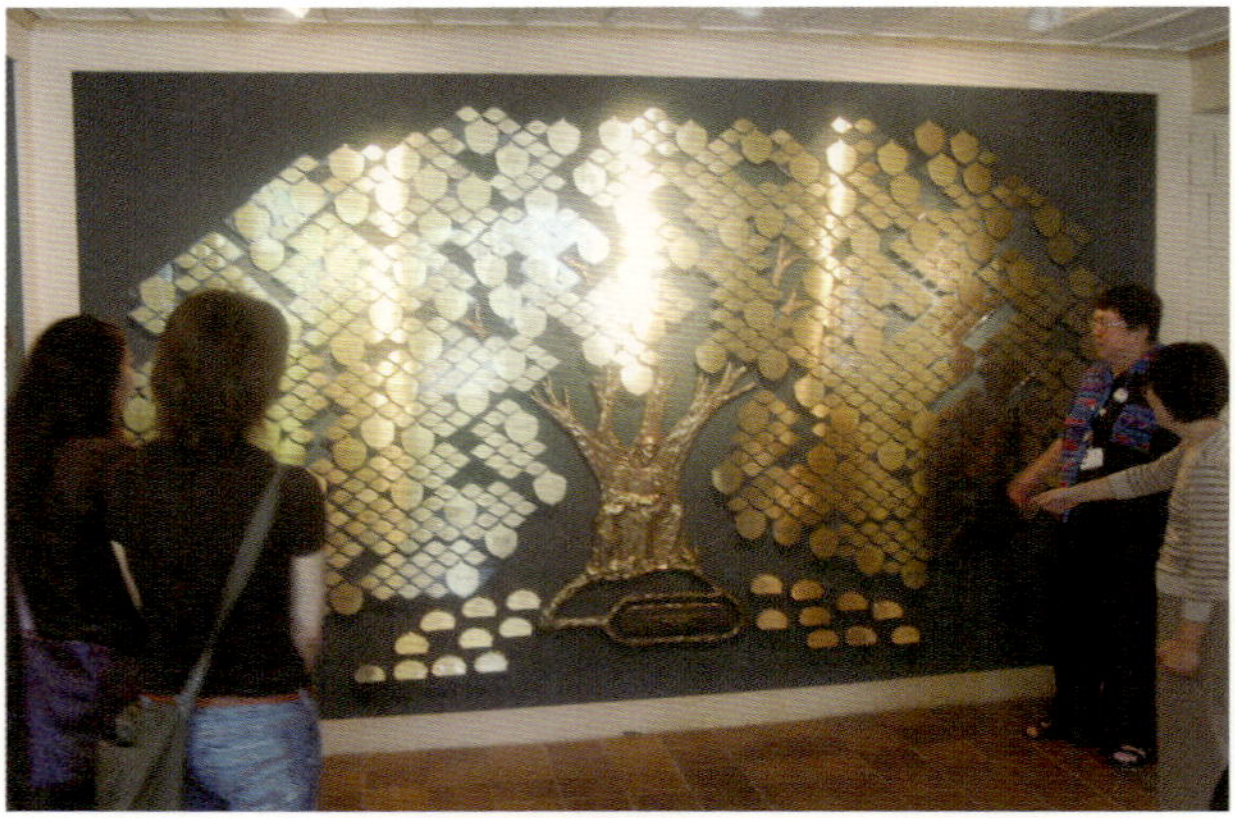
玄関にある"Tree of Life"

玄関に「Tree of Life」と呼ばれるモチーフがあり、その木の葉の1枚1枚に、このホスピスで過ごし、亡くなった患者さんの名前が彫られている。

規模が小さい割に働く人の数はかなり多い。入院患者さんの3倍近い職員がいる。職員の多くは修道院関係者やボランティアで、人件費を圧縮したり、寄付を募ったりしているが、財政的には大変であるとの説明だった。

対象者はがんだけではなく、慢性疾患を含む終末期の患者さんや老衰の方も受け入れている。ＡＩＤＳの患者さんはいない。宗教は自由である。

医療は、終末期の患者さんの不快な身体的症状を和らげることを主眼としており、積極的な原疾患に対する治療、延命のための治療は実施していない。治療は関連のセント・フランシス病院の管理下で行われており、がん末期の対応は、鎮静、疼痛緩和のための、麻薬を含む経口的な薬剤投与が主体である。看護師を含む職員全体で精神的、スピリチュアルケアに重点を置いて行っている。

こころのケア

基本的には、設立母体がカソリック系の修道会の精神性を重視するが、それを押し付けることはない。基本的方針として、5つを挙げている。

①患者さんのスピリチュアルなニーズや心理的、社会的なニーズを満たす。

②患者さんとご家族の精神面、感情面での安定を保つための援助を行う。

③患者さんが亡くなった後も少なくとも1年間は、悲嘆を切り抜けてきたご家族に対しカウンセリングによる精神的な支援をする。

④よく訓練された職員やボランティアによって、ご家族に休息のためのケアを提供する。

⑤地域教育を通してホスピスサービスの啓発を行う。

訪問時、このホスピスのチャプレンであるバーニー神父から、施設でのスピリチュアルケアの考え方をうかがった。その一部を紹介する。

■生と死は

死は神秘であるが、生はさらに深い神秘である。明日、自分の身に何が起こるか、誰もわからないのだから。

■愛とは

「愛」に相対する言葉は「怒り」ではない。相手を気にかけ、思うからこそ、腹が立ち、そして怒るのである。愛に相対する言葉は、相手のことを気にかけないこと、「無関心」であり、さらには自分のものにしようとすること、「支配」である。人はみな、すべてを支配したがり、死さえも支配しようとするが、それは不可能である。生と死は神秘であり、支配を越えたところにある。我々の仕事は、生と死を神秘ととらえることから始まる。治療は「支配」であり、ケアは「愛」である。ホスピスは、ケアをするところである。

■痛みについて

痛みには、身体的な痛み、精神的・社会的な痛み、スピリチュアルな痛みがある。

ホスピスにおいて重要なことは、痛みの管理である。すべての痛みを避けることは、すべての生を避けることである。身体的な痛みは医師や看護師が、「私の家族はどうなるのか」、「私の財産はどうなる

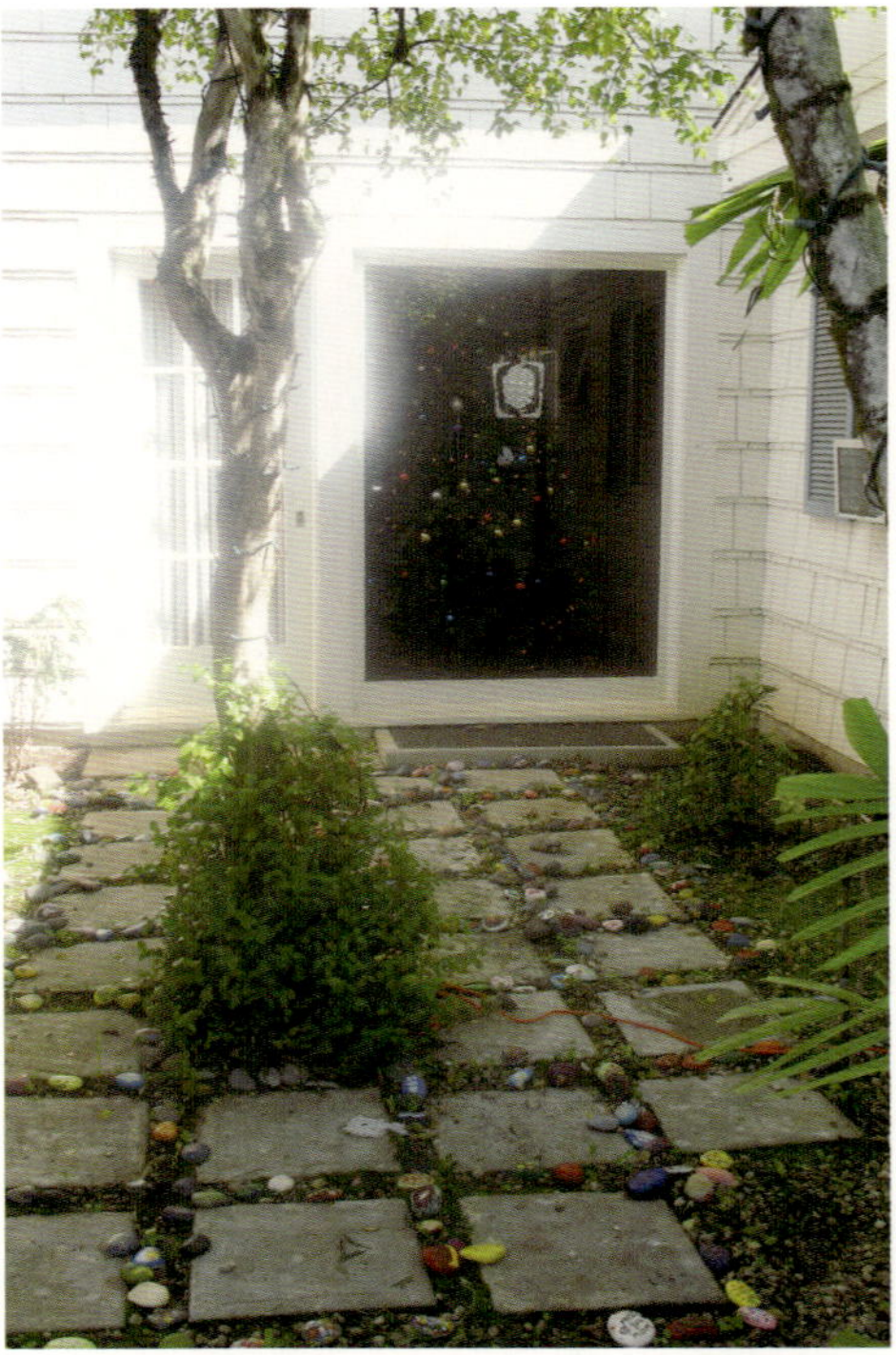

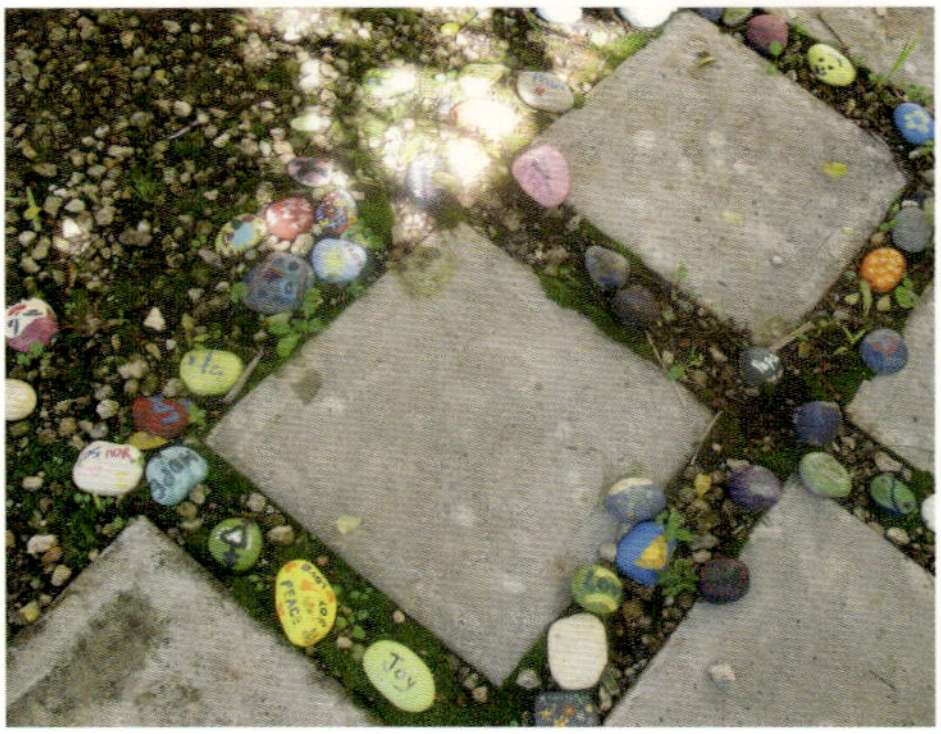

中庭の石にペイントした
患者さんの作品

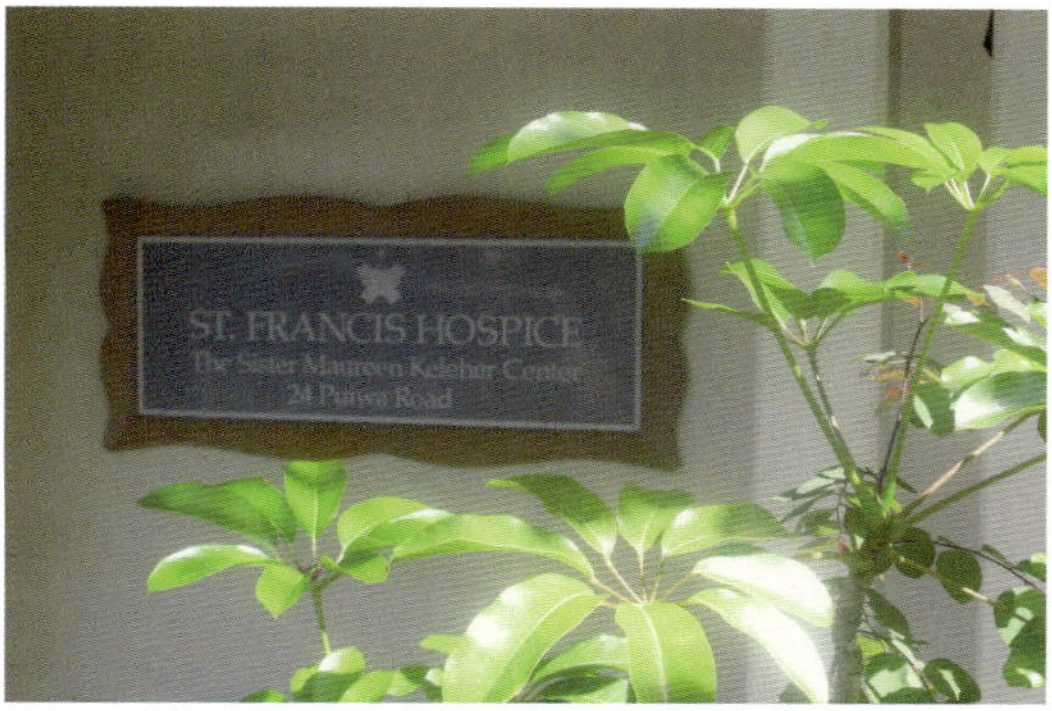

玄関横の表札

のか」など精神的・社会的痛みは医療ソーシャルワーカーが、それぞれ担当する。

スピリチュアルペインは全員で担当する。スピリチュアルな痛みとは、ローマの哲学者セネカが言うように、「見捨てられること」、「見放されること」である。患者さんのスピリチュアルな痛みを知るには、まずはきちんと「聴くこと」である。

■スピリチュアルケア

「スピリチュアルケア」で重要なことは、患者さんが見捨てられているような気持ちにならないように支援すること、いつも誰かがそばにいて、自分のことを気にかけてくれ、そして最期の時まで一緒にいてくれるということを伝えること。つまり治療ではなく、ケアである。患者さんの言葉をまず聴くこと。患者さんと共にいて、患者さんのこころのありかを知り、患者さんが真に望むものを知る手伝いをすること、そして執着を捨て解き放つことである。

■バーニー神父のスピリチュアリティについての考え方、宗教観

人にとって、今、この一瞬一瞬、生きていること、自分の存在していることを認知する本体がスピリチュアリティである。

いくら「すべての人に美しい、素晴らしい死を迎えてほしい」と望んだとしても、それは自分の考えの押しつけであって、そのようなことを望む権利はない。患者さんには、それぞれの生き方があり、それぞれの死があ

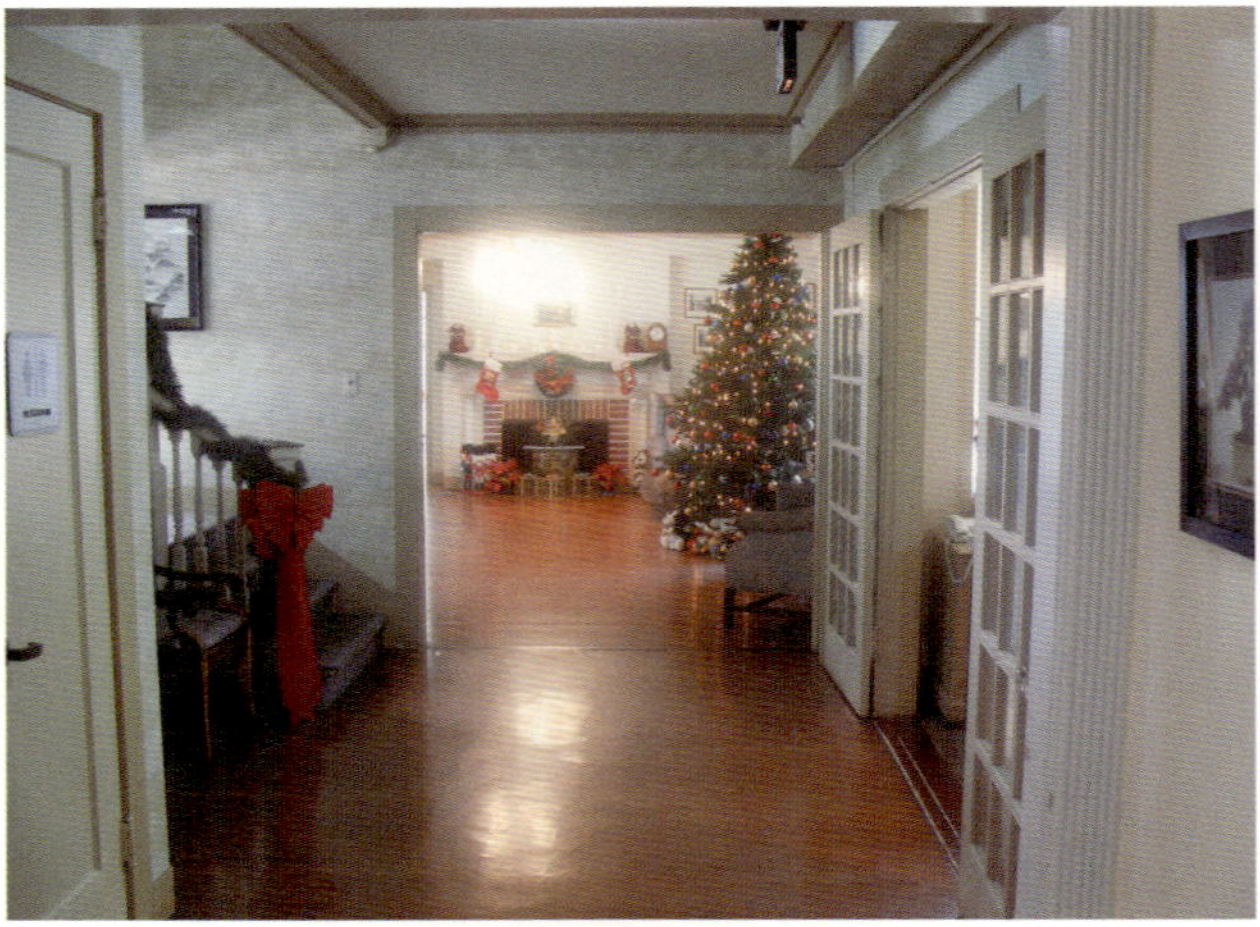
廊下から見たリビングルーム

る。それを尊重すべきである。
しかし、永遠の命、人生が続くことを信じる時、人々はこころからの笑顔で死んでいく。
我々は失業したり、失恋したりすると、人生の終わりのような気になる。このように、誰もが人生において危機に遭遇するたびに「小さな死」を体験する。コントロールを失う時、我々は「死」を体験するのである。その危機を切り抜けて新しい「生」を見つけること、それが「復活」であり、「輪廻」である。これはすべての人々に内包されたものであり、自分という存在そのもの、スピリチュリティである。常に希望はあり、新しい生があり、続いていくものであり、最終的な終わりはない。

印象

母体の修道会は一般病院とホスピスを2施設経営していたが、病院は売却したものの、ホスピスは保有し従来通り運営をしている。スピリチュアルケアは修道会が関与すべき重要な責務であるというのが継続の理由である。

私は高齢の日系女性の部屋を訪問した。抗がん剤治療後のようであったが、にこやかに「遠い所よく来られました」と迎えてくれた。彼女は、「ここの人はみんな優しい」、「いつも自分のことを気にかけてくれている」、「家族以上に自分のことを考えてくれている」と笑顔で言う。目が優しく、達観の表情にも見えた。

スタッフの話によると、できるだけ患者さんの話を聴くことを心がけているという。患者さんの表情から見て、こころのケアは十分に成功しているように思える。やはり人のこころの優しさ、相手を思いやる気持ちがスピリチュアルケアに最も重要なことであり、当然のことながら普段の医療・看護においても最も必要なことであろうと思う。

（肥後本晃）

ニルマル・ヒルダイ、死を待つ人の家

インド・コルカタ

訪問日　2007年11月

概要

インド西ベンガル州コルカタ市にある、旧教系の修道会「神の愛の宣教者会」が運営する救護施設。ノーベル平和賞を受賞した修道女、マザー・テレサが1952年に開設した。同会のモットーは、「裸の人、家のない人、体の不自由な人、病気の人、必要とされることのないすべての人、愛されない人、誰からもケアされない人のために働く」ことである。

施設は同市の貧民街にあり、対象者は路上、駅構内に放置された高齢者や重症者である。インドの低カースト層では、臨終期や栄養失調状態の者、結核、がんなどの傷病者が、「回復する見込みのない人間を養う余裕はない」、「伝染する可能性が高い」という理由などで、家人によって路上に棄捨されることがある。イエス・キリストの啓示をうけたマザー・テレサは、極貧の心身共に傷ついた人々に「せめて死ぬ時くらいは人間らしく、心安らかであってほしい」との主旨で施設を設立した。経営上の資金は寄付、日常的な運営は修道女およびボランティアによって行われている。

ケアの内容は栄養状態の改善、食事介助、身体清拭、排泄介助などの直接的介護、衣服の洗濯をはじめとしたの生活支援が主で、医療行為はほとんど行われていない。

こころのケア

マザー・テレサのこの無私の救済活動は、強烈な宗教的な原体験をきっかけとする。ゴルゴダの丘での磔上、イエス・キリストは「I thirst.（わたしは渇く）」と言い絶命する。マザー・テレサはある日突然この言葉を聞き、そしてそれを自己に対する啓示と理解し、コルカタでの救済活動を開始する。この渇きはイエス・キリストの愛の渇きであって、貧しい人の中の最も貧しい人、目の前の苦しんでいる人こそ、マザー・テレサにとって自分が仕えるべき人、即ちイエス・キリストと見做した。「目の前で苦しんでいる人に対して、何かをしてあげていると思わないで下さい。貧しい人に奉仕できる喜びを与えていただいているのです」と言う。また「この世で一番貧しいのは、

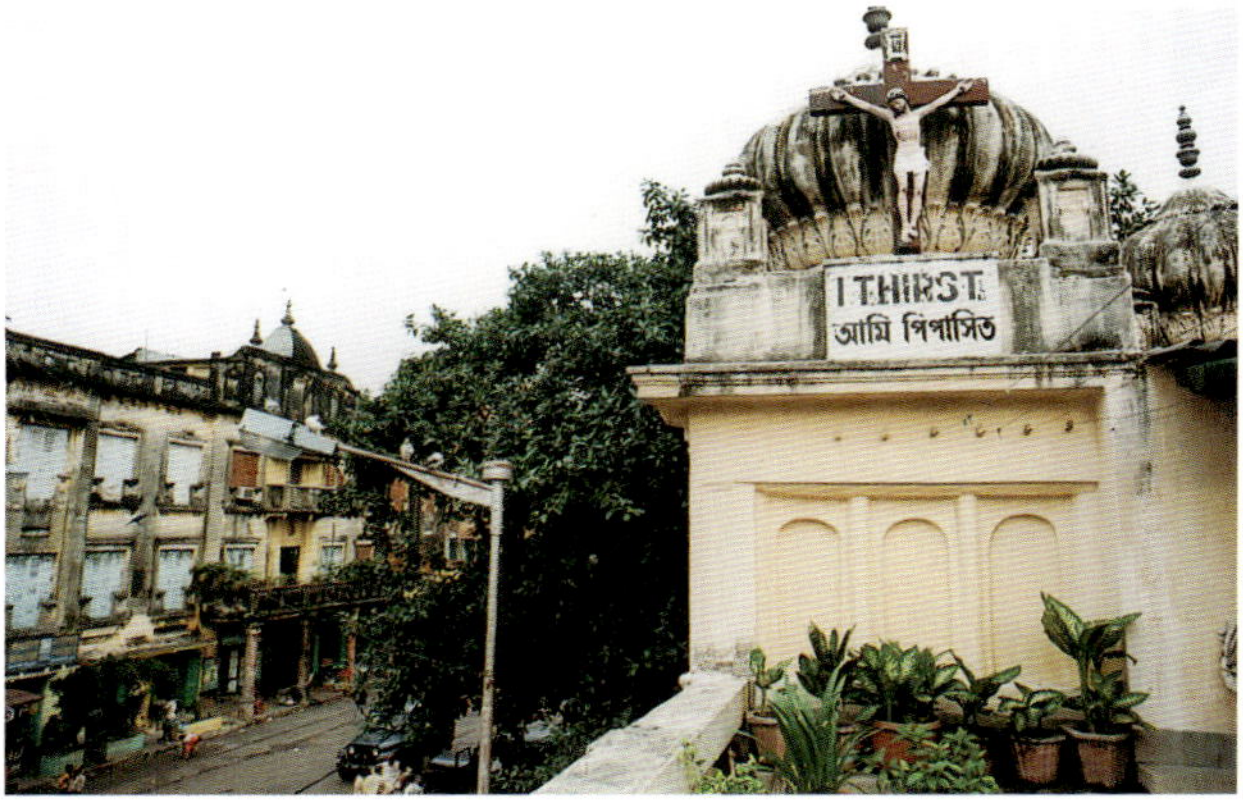

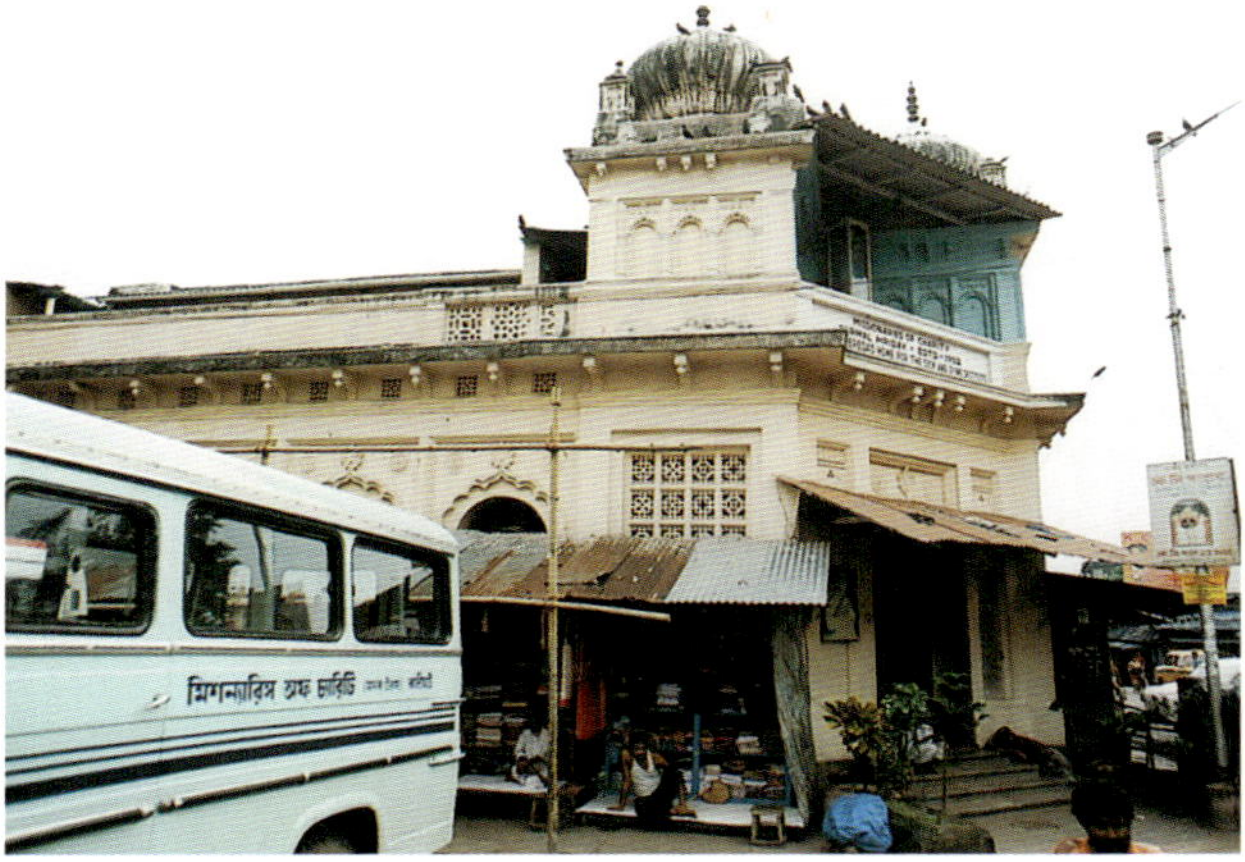

以前は寺院であった施設。屋上にはキリスト像がある

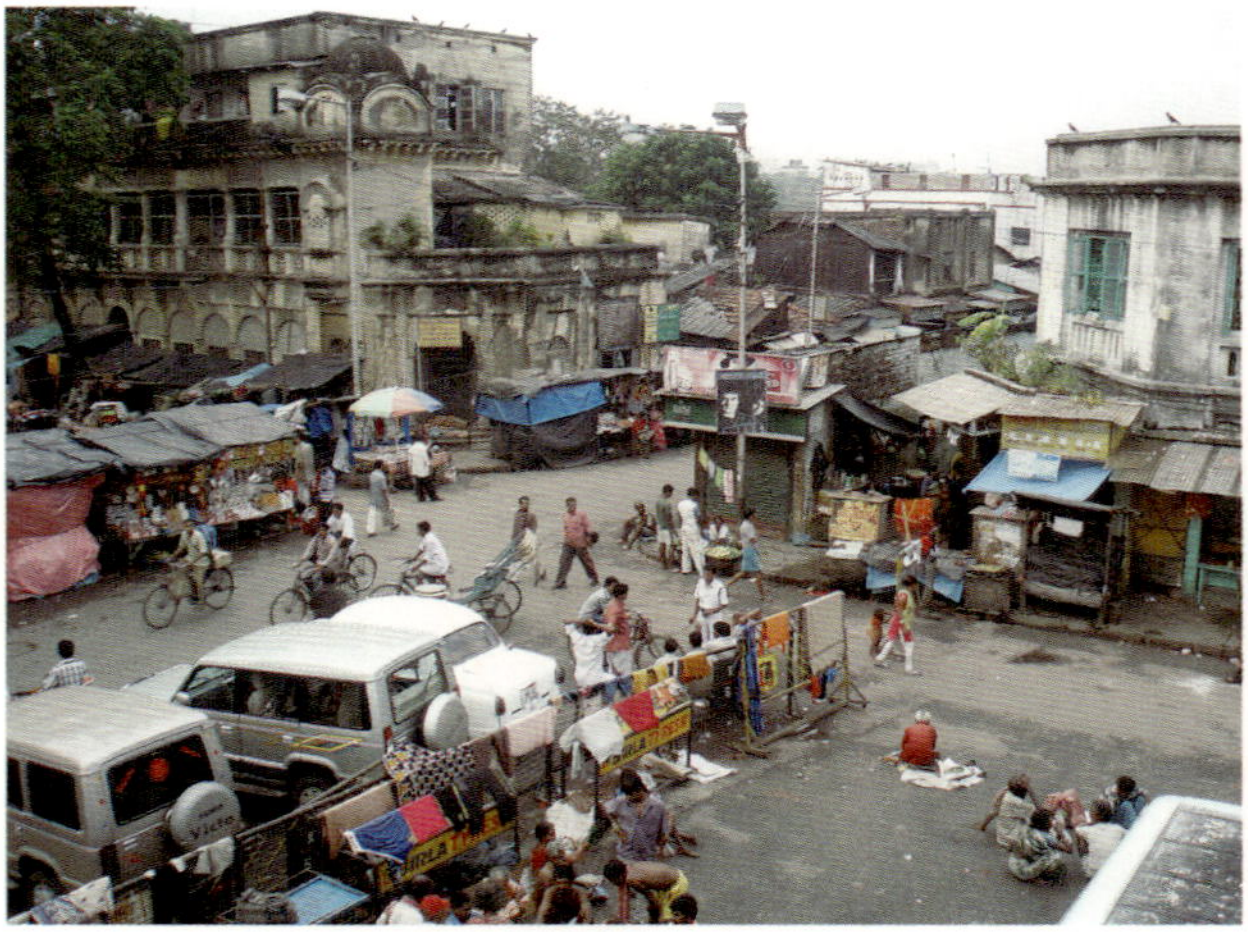

施設周囲の風景。施設はスラム街の中心にある

食べ物やお金がないことではない。自分なんてこの世に必要とされていないと感じる時、最も不幸である」とも述べている。

マザー・テレサが実践した行為は、人生最期の時期に、廃棄物同様に捨てられ、心身ともに衰え、看取る人もなく一人ぼっちで死ななければならないという極限状態で、特に絶望的に破綻しているであろうスピリチュアリティに対するケアである。即ち、絶えずそばにいて優しく介護し看取ることにより、「あなたはひとりではなく、あなたのことを気にしているだれかいること」、「人間として生まれ、生きてきたこと」、そして「人間として最期を迎えることができたこと」を実感することにより、自己の存在の再確認、自己の核心であるスピリチュアリティを覚醒させる行為と考えられる。

想像を絶するほどつらい一生だったかもしれないが、人生の最期に人間らしく扱われ、看取ってくれる人がいる安心感の中で死を迎えることができること。この人生における最期の一瞬のこころのいやしによって、その人のスピリチュアリティはきっと再均衡するに違いない。

暴力、感染など、介護者を取り巻く環境は極めて不衛生かつ劣悪である。そのような環境下で、自分自身への危険性をも顧みない介護者の、この確信に満ちた行為は究極のスピリチュアルケアと考える。

印象

敬虔な修道女、マザー・テレサは、身寄りのない重病人、孤児、人身売買の被害者などのために、コルカタにいろいろな施設を設けて、社会の底辺層の恵まれない人々を救済しようとした。身寄りのない病める人のための施設「死を待つ人の家」を訪問する。

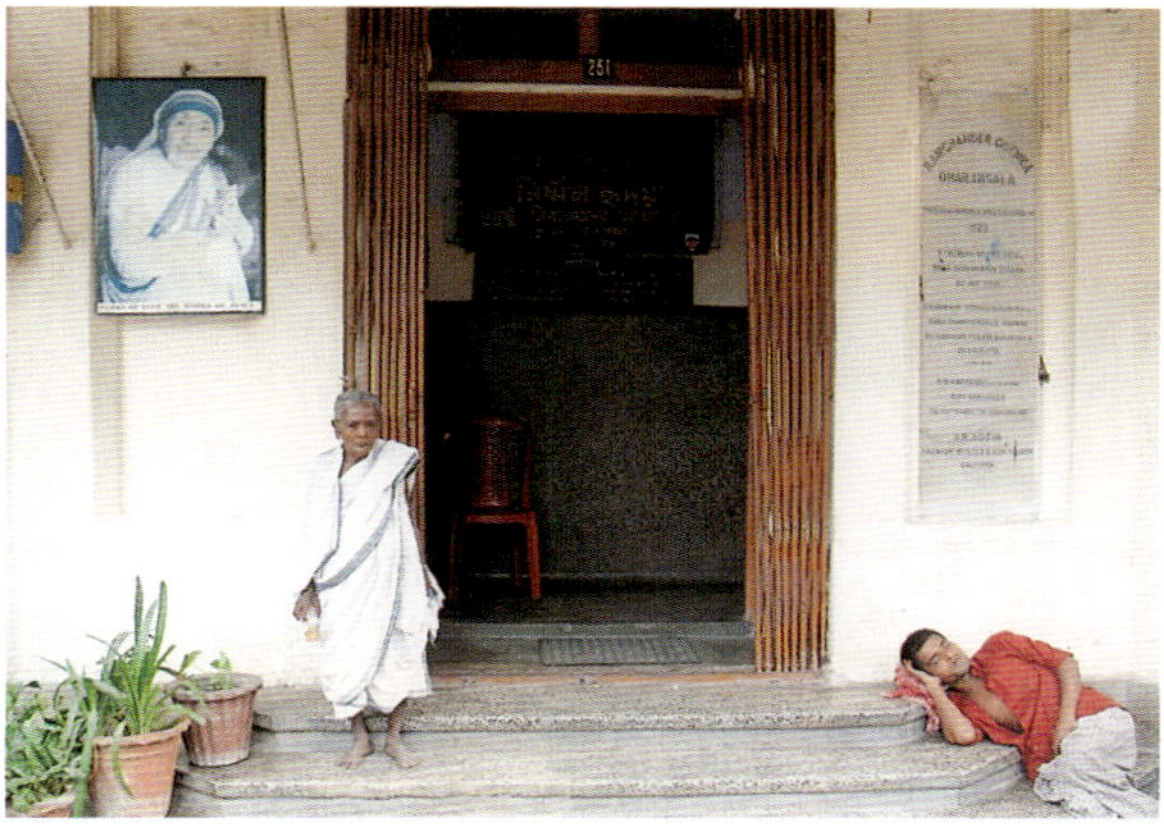

施設の玄関

貧民窟の迷路のような小道を、人を掻き分け車が進む。両側にはトタン葺きの掘っ立て小屋が並ぶ。路上にも軒先にもすずなりの人が寝たり、座り込んだりして、ただ、ジーっとこちらを見ている。衣服は汚れ、なかにはほとんど裸に近い人もいる。その数、半端でない。

それはこの底辺層の町内だけではなく、コルカタのいたるところに存在する日常的な風景であった。そのような路上生活者の前を人や車だけではなく、野良犬、痩せた牛も通り過ぎていく。それは喧騒に満ちたありふれたインドの街角の光景の構成要素のひとつであり、町行く人々はほとんど関心をしめすことなく、通り過ぎていく。

スラム街の中心の広場にその施設はあった。玄関先にも人が屯《たむろ》し、物乞いが寄って来る。

建物に入るとすぐ約50人収容の男性患者さんの大部屋。薄暗い大広

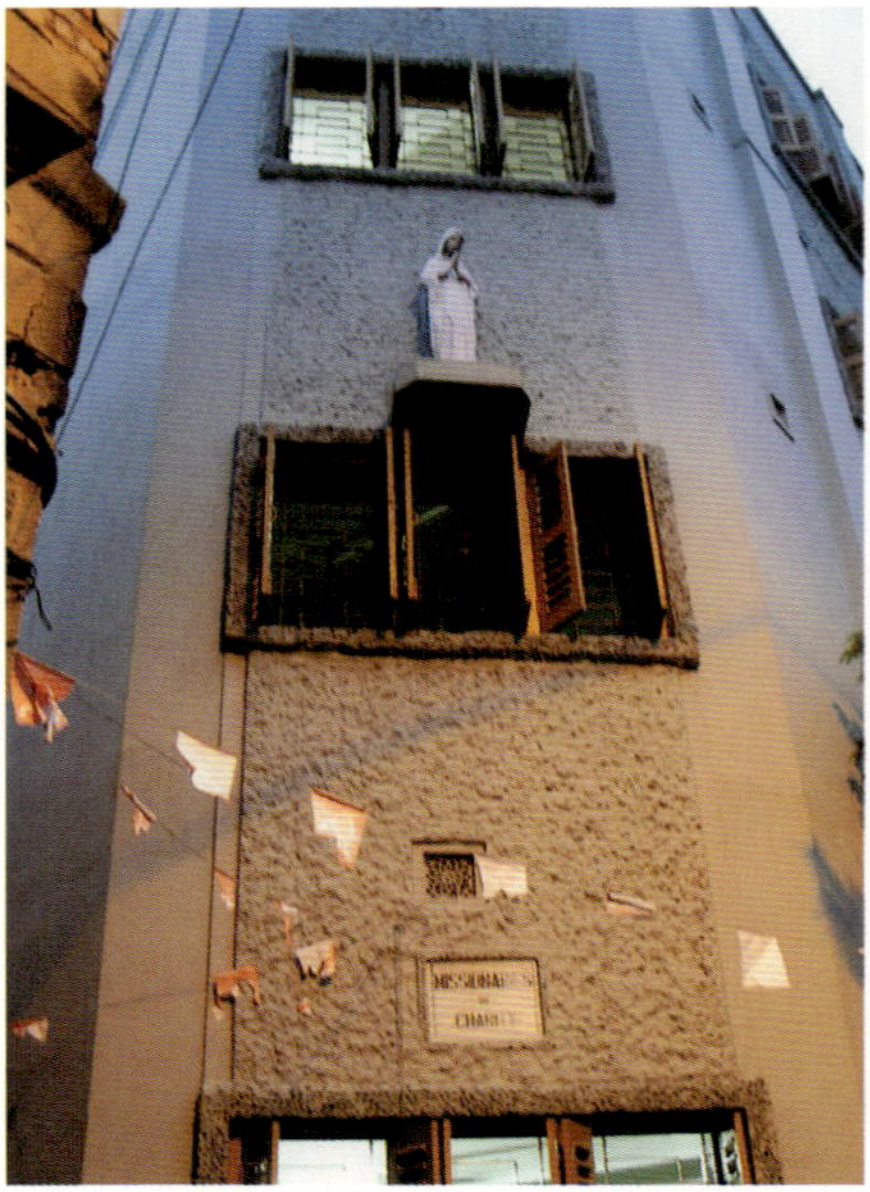

マザーハウス、
神の愛の宣教者会本部建物

間にはうなぎの寝床の如く向かい合わせにベッドが並び、すべてのベッドに赤と黒の市松模様の病衣を着た患者さんが並ぶ。年寄りに見える人も多いが年齢は分からない。生暖かい空気が流れる部屋の中は人で充満しているのに、妙に静かである。皆、まったくの無言、突然の闖入者の我々をうつろな眼で凝視している。我々もその光景に唖然として無言。隣の女性部屋も同様である。

壁面にはマザー・テレサの大きい肖像画が微笑みながら我々を見つめている。

マザー・テレサは食事の介助から病衣の洗濯まで自ら行った、街角や駅で衰弱した人を見つけて連れてきた、疾患による患者さんの選別はしない、またボランティアが大きな役割を果たしていて、しかも日本人が多い、との説明であった。次々に疑問が湧いてくる。街の中には同様な困窮者が溢れているのにどのような基準で患者さんを選択しているのか、結核やＡＩＤＳなど重篤な感染症はどうしているのか、この国の医療政策はどうなっているのか、はたして篤志家の温情だけでいいのか。このインドと日本とのあまりの違いに頭が混乱する。

目の前に展開する現実は、スピリチュアルケアなど高邁な題目以前の惨状である。日本のクーラーの効いた一室で、「人間の尊厳とは」とか、「スピリチュアルケアとは」とか、やわな議論をしていた我々

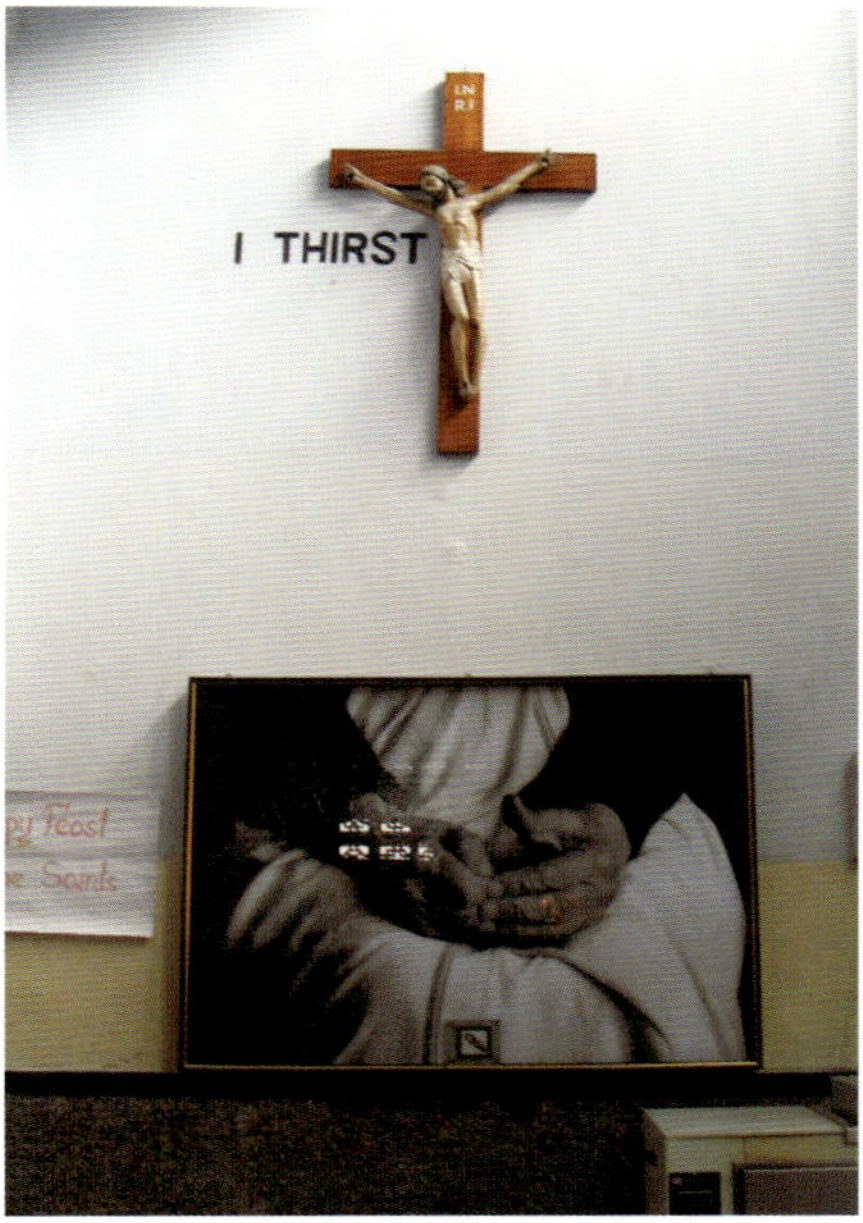

施設内に掲げられた修道会の理念
"I THIRST"

の意識を吹き飛ばす迫力がある。まず屋根の下に収容して雨風をしのぎ、衣服と寝床を提供し、飢え死に寸前のからだを滋養すること。次に命を永らえるための最低限の介護、医療をすること。「いのちのケア」が最優先であり、我々の課題としている「こころのケア」を考える余裕など程遠い厳しい現実がある。死を受容するいとまもなく、命を落とさざるをえない厳しい現実がある。

しかし、路上の、また「死を待つ人の家」にいる人たちのこの醒めた眼はなんだろうか。衰弱しつつある身体、消耗しつつある意識、そのなかで死に向かうかれらの前頭葉はなにを考え、スピリチュアリティはなにを感じているのであろうか。

それは諦観ではないだろうか。

街角にヒンズーの神々が鎮座し、路上に人と犬が寝ているかと思えば、車道を牛が彷徨、歩道を山羊の集団が散歩する。マハラジャから大量の路上生活者までの多層的社会、さまざまな民族・宗教が混在する多面的国家、インド大陸はなんでもありの混沌・カオスの世界である。この有り様、なりわいが今まで3000年続いてきたし、今後も続くだろう。ということは、どうも天国のような理想社会はないが、しかしひょっとすると人生のリセットはあるのではないのか。であれば、じたばたしてもしようがない、次回はリセットするか。それが輪廻、インド大陸に住む人々の生死観・人生観でなかろうか。

この環境下で、それこそ素手からこのような施設を造り、無償の慈愛を奉仕し続けたマザー・テレサという人物は、やはり偉大である。神の啓示を受けこの仕事に一生をささげたという。常に微笑を絶やさず、死に行く人のそばに在り、無言で手を握っていたという。これが本当のスピリチュアルケアであろう。

（山口徳子）

財団法人慈山会医学研究所・坪井病院

訪問日　2007年6月

福島県郡山市

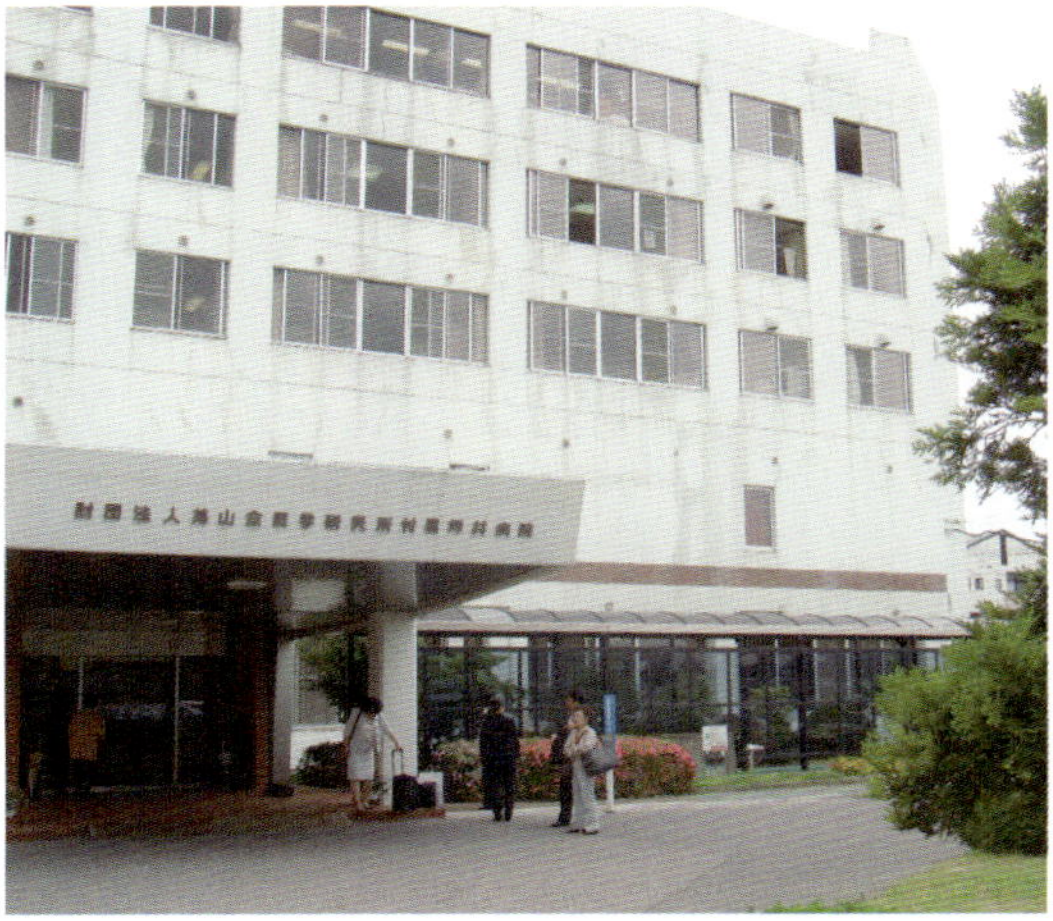

病院の正面玄関

概要

この病院は福島県郡山市にある日本で初めての民間のがん専門病院である。特徴は、開設者・坪井栄一医師の「国立がんセンターで行われている最高レベルのがん治療を東北の人々に提供すること」を理念として、病棟から外来、そして在宅での一貫したがんに対する専門治療を実施していることである。

がん診療の重要な要素として、かねてから病院の方針として緩和ケアを重視し、積極的に取り組んでおり、その運営についても日本でパイオニア的存在であるのも特徴のひとつである。入院、外来、在宅での切れ目のないホスピスケアが行われている。

緩和ケア施設の診療・看護の理念は「患者さんの思いを大切にする。その人の価値観を受け止める」、「患者さんの最後は家で過ごしたいという思いをかなえる」ことである。

診療に関しては、緩和ケア専門医が主に診療に当たっている。

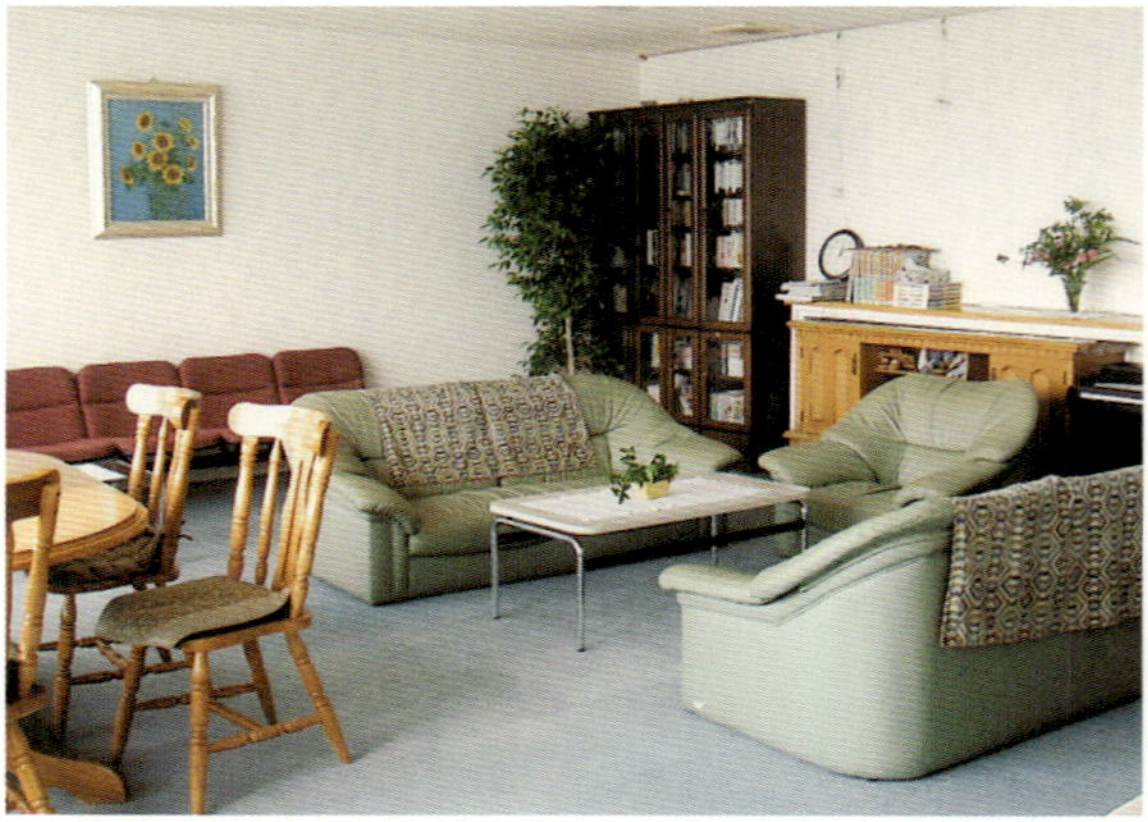

患者さん、ご家族、職員が集うホスピス病棟の談話室

抗がん剤、放射線など専門的な治療は一般病棟で重点的に実施しているので、緩和ケア施設では疼痛緩和、随伴症状の対処が中心である。なお、延命のための補液等は行っている。

看護に関して特徴的なのは、看護師が受け持ち制で、各患者さんに決まった看護師が対応し、入院中、退院後そして再入院時も、同じ受け持ち看護師が担当している。患者さんと最も長時間接するのは看護師であり、なおかつ担当の看護師が変わらないことにより、患者さんと看護師との「こころの交流」が深まることによって、患者さんのこころが落ち着き、安定してくる。これが最大の「こころのケア」、スピリチュアルケアになっているという。

入院中、患者さん一人ひとりの日常の生活パターンを尊重し、喫煙、飲酒は可能で、ペットの持ち込みも可。ボランティアを積極的に受け入れ、患者さんの話し相手、洗濯や買い物の手助けを主に行っている。

在宅では、ホスピス専属医師と受け持ち看護師とが協力して、疼痛管理を主体とする医療・看護ケアを行っている。入院時から同じ医師、看護師が訪問するので、患者さんは精神的安定を保ちやすく、訪問をこころから待っている場合が多いという。

こころのケア

ホスピス課長（病棟師長に相当）から話を聞く。明るい方である。

特別の精神的ケアをしているわけではない。いつもちょっとした気配りをしてあげること、患者さんの話をよく聞いてあげること、いつも居てあげることが大事だと思う。いつも明るく患者さんのそばにいて、いろいろな話を聞いてあげる、そうしていると患者さんのこころの扉が開いたような感じで、私たちとこころが通じ合ったのか、今までの人生であったこと、楽しかったこと、悲しかったことなどさまざまなことを話してくれる。

ある子宮がんの患者さんが「少し聞いてくれる？　あたしは主人がかわいそうで、本当にすまないと思っているの、いろいろな世話ができなくなって、すまないと思っているの、だって一緒に寝ることもできないでしょう、どうしたらいい、どう思う？」と同性である私に話して、少し気分がほぐれたような表情を見せてくれた。その時、こころが通じ合うこと、少しは患者さんのこころの負担を軽くすることができたことを実感できた。

精神的ケア、スピリチュアルケアが患者さんのこころを和らげるケアであるとするならば、このような小さな経験を積み重ねていくことではないかと思う。

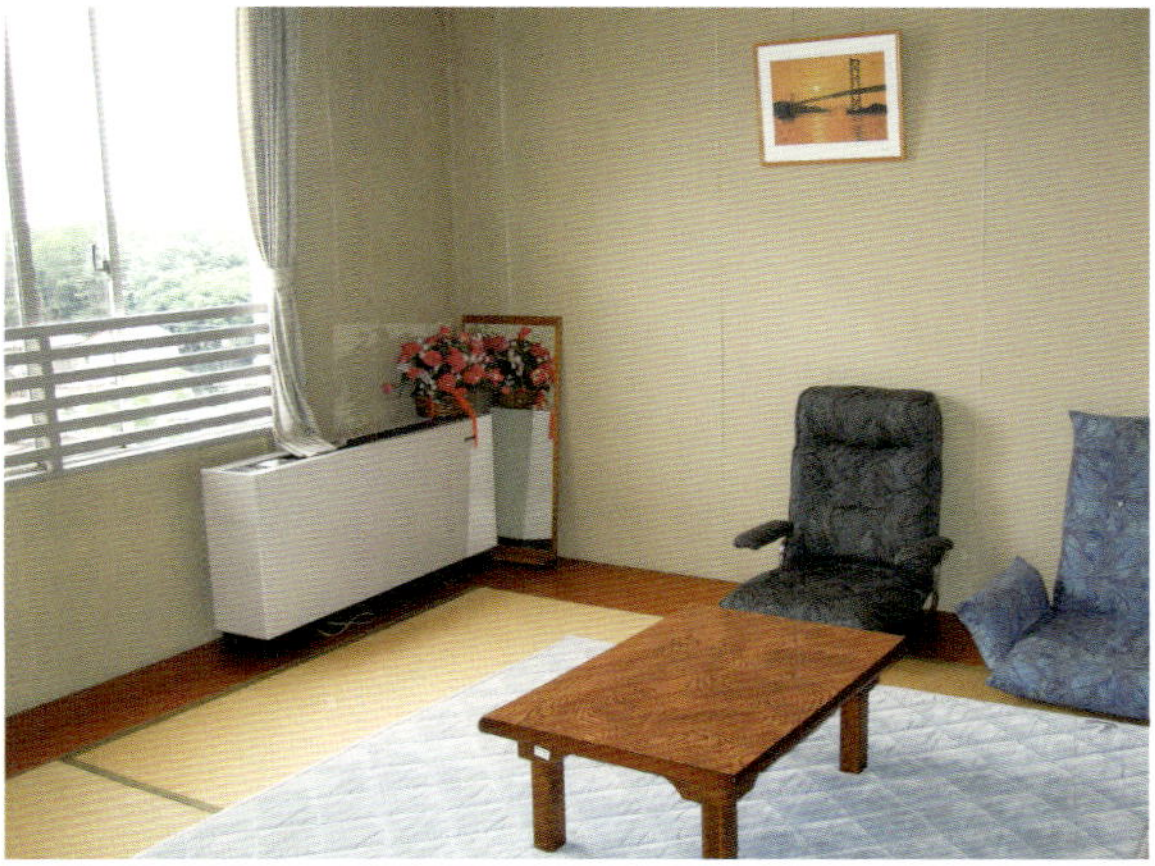

安心して過ごせる家族室

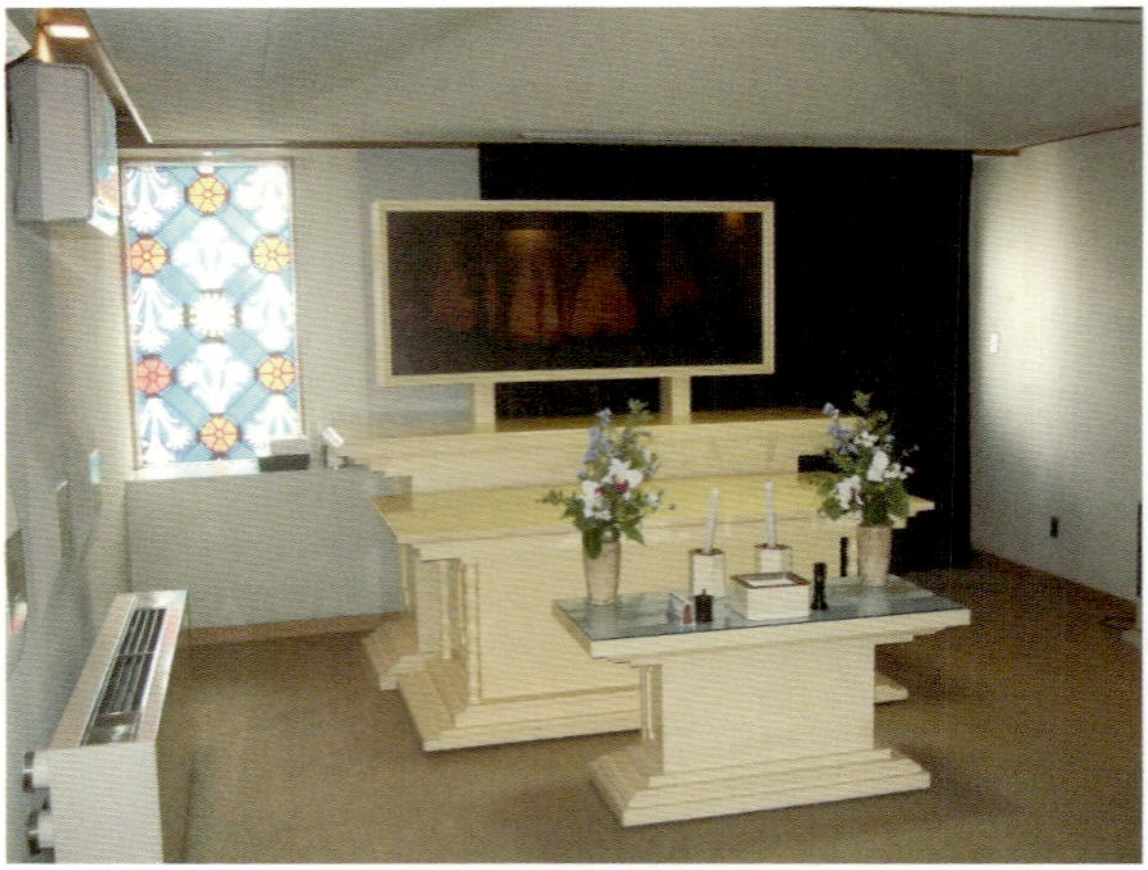

ステンドグラスが印象的な霊安室

印象

建物自体は古いが、病棟の雰囲気がなにかしら明るい。この施設での「こころのケア」は人である。特に看護師の役割が大きい。患者さんのためにやるべきことをやるという使命感、悩める人に何かをしてあげようという配慮、優しさが明るさの根源ではないだろうか。非常に厳しい個々の現実と向き合い、試行錯誤の末さまざまな困難を乗り越えた経験からくるスタッフの「こころの余裕」、そして患者さんに対する同じ人間としての「こころの共感」からくるのではないだろうか。

ケアの方針について、看護部長は「入院は独眼竜政宗流ケア、在宅は座頭市流ケア」という。死を目前にした患者さんには、ルールに縛られるのではなく、本人の希望が最大限叶うように片目（あるいは両目）をつぶって対処するという意味らしい。また、「目に見えないものを大切にする」ことも重要である、という。定例の仕事はある意味簡単だが、予期せぬ、また突発的な事象に対する対応に関しては、その塩梅《あんばい》、適切な判断は難しい。それをこなすためにはスタッフの力量と経験が必須であろう。それよりもスタッフの「こころの優しさ」であり、それが本来の「こころのケア」、「スピリチュアルケア」であると思う。

（行徳正浩）

本書に携わったスタッフ
（◆ホスピス検討委員会、◇施設視察）

永井　　哲◆◇　医師（緩和ケア病棟専従医）
牟田　和男◆◇　医師
松崎　澄子◆◇　看護師（緩和ケア病棟師長、認定看護師）
浦吉　景子◆　　看護師
山口　徳子◆◇　看護師
山村ひろみ◆◇　看護師（緩和ケア病棟主任）
吉居小百合　◇　看護師（緩和ケア病棟）
木林優里菜　◇　看護師（同）
立元　幸恵◆◇　看護師（同）
河村　成美　　　看護師（同）
小西　麻友　　　看護師（同）
松本　沙希　　　看護師（同）
川面　可愛　　　看護師（同）
田中　晴香　　　看護師（同）
田畑　香織　　　看護師（同）
内野　倫子　　　看護師（同）
麻生万佑子　　　看護師（同）
埋ノ江美輝　　　看護師（同）
木村友紀恵　　　看護師（同）
髙倉　千春　　　看護師（同）
苗村　千鶴◆◇　看護師
宗村　佳美◆◇　看護師
内薗　益美◆◇　看護師
久間　昌江　　　看護補助者（緩和ケア病棟）
中西セキ子　　　看護補助者（同）
成田　慶信　　　臨床僧侶（同）
河原　麻衣　◇　理学療法士（緩和ケア病棟担当）
久保　範恵　◇　作業療法士（同）
中村　祥子◆◇　作業療法士（同）
楢崎　留美◆◇　社会福祉士（同、地域連携室室長）
根井由紀子　◇　薬剤師
浅川　英子◆◇　薬剤師
満岡さゆり◆◇　薬剤師
萱嶋　裕美◆　　管理栄養士
義本美穂子　◇　管理栄養士
行徳　正浩◆◇　事務
肥後本　晃　◇　事務
牛島　昌弥　◇　設計士

こころのケアⅡ

■

2018年４月１日　第１刷発行

■

編者　医療法人社団《いりようほうじんしやだん》・社会福祉法人《しやかいふくしほうじん》 誠和会《せいわかい》

発行者　杉本雅子

発行所　有限会社海鳥社

〒812-0023　福岡市博多区奈良屋町13番４号

電話092(272)0120　FAX092(272)0121

■

編集協力　有限会社 FMS

一般社団法人比較文化研究所

■

印刷・製本　大村印刷株式会社

ISBN 978-4-86656-025-0

http://www.kaichosha-f.co.jp

［定価は表紙カバーに表示］